OBSTETRICS QUICK REFERENCE

FOURTH EDITION

◀ **产科速查**

第4版

张方林 | 编

人民卫生出版社

·北 京·

图书在版编目（CIP）数据

产科速查 / 张方林编 . —4 版 . —北京：人民卫
生出版社，2021.7（2024.9重印）
　ISBN 978-7-117-31771-9

Ⅰ.①产…　Ⅱ.①张…　Ⅲ.①产科学　Ⅳ.①R714

中国版本图书馆 CIP 数据核字（2021）第 121256 号

人卫智网	**www.ipmph.com**	医学教育、学术、考试、健康， 购书智慧智能综合服务平台
人卫官网	**www.pmph.com**	人卫官方资讯发布平台

产科速查
Chanke Sucha
第 4 版

编　者： 张方林
出版发行： 人民卫生出版社（中继线 010-59780011）
地　址： 北京市朝阳区潘家园南里 19 号
邮　编： 100021
E - mail： pmph @ pmph.com
购书热线： 010-59787592　010-59787584　010-65264830
印　刷： 北京顶佳世纪印刷有限公司
经　销： 新华书店
开　本： 889×1194　1/64　　**印张：** 3.75
字　数： 138 千字
版　次： 2000 年 10 月第 1 版　　2021 年 7 月第 4 版
印　次： 2024 年 9 月第 3 次印刷
标准书号： ISBN 978-7-117-31771-9
定　价： 25.00 元
打击盗版举报电话：**010-59787491**　**E-mail: WQ @ pmph.com**
质量问题联系电话：**010-59787234**　**E-mail: zhiliang @ pmph.com**

序

"It is not how smart you are, it is how fast you find it." 这是我在美国接受妇产科住院医师培训的时候，经常听到的一句话。也就是说，临床医师靠的不是聪明，靠的是尽快找到疾病诊治的知识。我们不可能记住所有的知识，但我们需要迅速找到这些知识。张方林主任在产科领域已工作30多年，她编写的口袋书《产科速查》凝聚了她多年的临床知识和智慧。这本书以简洁明快的方式，归纳了产科几乎所有常用数据及危急重症的抢救流程。对于一线产科医师，这本书非常实用，他们可以随时翻看，找到急需的知识和数据。

《产科速查》现已是第4版。任何一本书能发行至第4版已充分显示它的价值和生命力。我相信，《产科速查》(第4版)会一如既往地得到读者的喜爱。张方林主任为此书付出了辛勤努力，我在此祝贺她的新书出版，她为产科学界和医学教育做出了贡献。

郑勤田

广州市妇女儿童医疗中心妇产科技术总监

美国亚利桑那大学医学院妇产科临床副教授

2021年8月

前言

《产科速查》问世至今已逾 20 个年头，而这 20 多年，正是医学科学快速发展，知识不断更新，临床诊疗也更加趋于国际化、标准化的时代。伴随而来的诸多临床诊治指南、专家共识，使我们的临床活动越来越规范化、同质化。我们的知识不断更新，但对临床医师而言，尤其是年轻的临床医师，在他们的成长过程中，如何紧跟这些诊治规范，而作出快速、正确的判断和处置？《产科速查》是献给产科同道们的一个小"助手"。感谢广大产科同行的关爱和支持，感谢产科学界著名专家段涛教授和郑勤田教授在百忙中先后为本书作序，给这个小册子增色许多。

我们曾无数次面对孕妇询问孕期出现的异常情况应该如何处理，也曾无数次经历惊心动魄的抢救过程。因此，产科危急重症抢救流程仍是本书的重点内容之一。为了更加便于查找使用，特别收集了一些抢救用药的配制方法，特别是常用的静脉推注泵用药的计算方法。而对常见超声软指标异常的认识，可帮助医师对孕妇检查时遇到的问题进行解疑，以及指导孕妇及时进行必要的产前诊断。

随着新产程标准的广泛应用，沿用 70 多年之久的 Frieman 产程图逐渐淡出，第 4 版《产科速查》顺应专家共识,删除了旧产程图,但鉴于新产程图对产程的处置流程的建议甚少,若盲目依从,有放任产程之嫌,本书在不建议过度干预的前提下,依然保留了产程处理流程。

作为一个便携式的工具书,立足于帮助临床医师快速查找到有用的数据和诊疗方案,本书大部分内容参照已出版的教科书和各种指南、专家共识,但不包括全部。同时也结合我多年临床实践的经验和心得,但无论如何,本书只是临床医师的"口袋参谋",绝不能取代临床医师坚实的基础知识、丰富的临床经验和对新知识的不断学习。

由于我学识浅薄,对指南等理解上存在偏差,书中难免有许多不足之处,希望同道们在使用过程中能及时发现并指出其中不合理或和指南有冲突的地方。本书出版之际,恳切希望广大读者在阅读过程中不吝赐教,欢迎发送邮件至邮箱 renweifuer@pmph.com,或扫描下方二维码,关注"人卫妇产科学",对我们的工作予以批评指正,以期再版修订时进一步完善,更好地为大家服务。

张方林

2021 年 8 月

目录

第八章　妊娠期常用实验室检查参考值 ·········· 209

一、一般血液检查 ············ 209

二、凝血和纤维蛋白溶解功能 ·········· 211

三、生化检查 ············ 212

四、血气分析和电解质 ·········· 214

五、内分泌功能测定 ·········· 215

六、尿液检查 ············ 219

七、妊娠期特殊检查参考值 ·········· 220

第一章

产科生理常数

一、推算预产期

预产期(expected date of confinement,EDC)＝末次月经(last menstrual period,LMP) $\begin{bmatrix} 月+9(或-3) \\ 日+7(农历+15) \end{bmatrix}$

月经周期不准确者,应使用超声检查以确定孕周和预产期:

通常以首次超声为准,孕早期(11~13^{+6}周)以胎儿的头臀径为依据。

14周后需用双顶径、头围、腹围和股骨长度综合判断。

22周后超声判断孕龄准确度差,不建议采用。

二、妊娠期限诊断

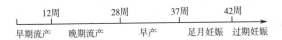

| 12周 | 28周 | 37周 | 42周 |
| 早期流产 | 晚期流产 | 早产 | 足月妊娠 | 过期妊娠 |

流产: 孕 28 周前终止 $\begin{cases} <12\ \text{周：早期流产} \\ \geq 12\ \text{周：晚期流产} \end{cases}$

早产: 孕 28~37 周前终止。

先兆早产: 孕 28~37 周前出现规则或不规则宫缩,伴宫颈管进行性缩短。

早产临产: 需符合以下条件。

1. 规则宫缩(≥ 4 次 /20min 或 ≥ 8 次 /60min),伴宫颈进行性改变。

2. 宫口扩张 1cm 以上。

3. 宫颈展平 $\geq 80\%$。

足月妊娠: 孕 37~42 周前。

- 早期足月妊娠:37^{+0}~38^{+6} 周
- 完全足月妊娠:39^{+0}~40^{+6} 周
- 延期妊娠:41^{+0}~41^{+6} 周

过期妊娠: 孕龄 ≥ 42 周。

三、孕龄评估

1. 根据末次月经的日期推算(查多功能孕龄盘)。

2. 根据早孕反应出现的时间推算或初次尿 hCG 阳性的日期推算,通常 30~35 天出现。

3. 根据 B 超检查结果推算

孕周 $\cong$ 胚胎冠 - 臀长(crown-rump length,CRL)$+$ 6.5(cm)。

如股骨骨骺中心 >6mm,胫骨骨骺中心 >3~4mm,提示胎儿成熟。

检查项目	出现时间
孕囊出现时间	停经 5 周左右
胎芽可见	6 周左右
胎心出现时间	6 周隐约可见,7 周明显
胎盘出现时间	9 周开始出现
卵黄囊	孕 5 周开始出现,孕 10 周开始缩小,11 周消失,少数持续至 12 周
骨骺中心	孕 12 周开始出现,28 周以后较明显

4. **查表法**　根据胎儿冠 - 臀长（CRL）、胎头双顶径（biparietal diameter，BPD）、股骨长（femur length，FL）等指标估算（见第四章胎儿宫内监测）。

四、胎儿及其附属物（足月时）

胎盘
- 直径：16~20cm
- 厚度：1~3cm
- 重量：450~650g
- 位置：宫底、前壁、后壁或侧壁,下缘距宫内口 >7cm
- 胎儿体重：胎盘重量 ≧ 6 : 1

续表

脐带	• 长度：	30~100cm，平均 55cm
	脐带过短：	<30cm
	脐带过长：	>100cm
	• 直径：	0.8~2.0cm
	• 生理性扭转：	6~11 周
羊水	• 量	38 周：约 1 000ml
		40 周：约 800ml
		42 周后：<300ml
	• 羊水过多：>2 000ml	
	• 羊水过少：<300ml	
	• 比重： 1.007~1.025	
	• pH： 7.20	

B 超诊断羊水量异常：

诊断标准		羊水深度（AFV）	羊水指数（AFI）	临床意义
羊水过多		≥8cm	≥25cm	• 母体糖尿病、胎儿溶血症
	轻度	8~11cm	25~35cm	• 胎儿结构异常：无脑儿、脊柱裂、中枢性吞咽异常、消化道闭锁、腹壁缺陷、膈疝、心脏结构异常、先天性醛固酮增多症，18、21、13- 三体综合征
	中度	12~15cm	36~45cm	
	重度	>15cm	>45cm	• 多胎妊娠、双胎输血综合征、胎盘绒毛血管瘤、脐带帆状附着

续表

诊断标准	羊水深度（AFV）	羊水指数（AFI）	临床意义
羊水过少	≤2cm	≤5cm	• 胎盘功能减退、胎儿生长受限(fetal growth restriction, FGR)、胎儿结构异常(泌尿系统异常为主)、染色体异常、小头畸形 • 母体疾病：脱水、血容量不足、服药(前列腺素合成酶抑制剂等)、某些免疫性疾病
	严重 ≤1cm		

注：羊水深度（amniotic fluid volume，AFV）；羊水指数（amniotic fluid index，AFI）

五、骨盆外测量

髂棘间径（interspinal diameter，IS）：23~25cm。

髂嵴间径（intercrestal diameter，IC）：25~28cm。

粗隆间径（intertrochantoric diameter，IT）：29~31cm。

骶耻外径（external conjugate，EC）：18~20cm。

坐骨结节间径：8~9cm。

后矢状径：8.5cm。

坐骨结节间径＋后矢状径＞15cm，胎头可利用骨盆出口后三角娩出。

耻骨弓角度:90°~100°。

骨盆倾斜度:50°~60°。

六、骨盆内测量

对角径(耻骨联合下缘至骶岬上缘中点的距离):12.5~13cm。

骨盆入口前后径(真结合径)=对角径 −1.5cm,平均11cm。

坐骨棘间径:>10cm。

中骨盆前后径:平均 12.2cm。

耻坐径:>8cm。

坐骨切迹底部宽:4.5~5.5cm。

出口平面前后径:11.5cm。

耻骨联合后角:156°。

七、胎头各径线均值

径线	均值 /cm
双顶径	9.3
枕额径	11.3
枕下前囟径	9.5
枕颏径	13.3

八、骨盆狭窄的评分标准

骨盆大小	骶耻外径 / cm	对角径 / cm	坐骨结节间径	出口横径 + 后矢状径	出口平面前后径 / cm	评分
> 正常	>19.5	>13.5	>9.0	>16.0	>12.0	6 分
正常	18.5~19.5	12.5~13.5	8.0~9.0	15.5~16.0	11.0~12.0	5 分
临界狭窄	18.5	11.5	7.5	15.0	10.5	4 分
轻度狭窄	17.5	11.0	7.0	14.0	10.0	3 分
中度狭窄	17.0	10.5	6.5	13.0	9.5	2 分
重度狭窄	16.5	≤10.0	6.0	12.0	9.0	1 分

九、头盆评分

临产前先行头盆两项评分：

≥8 分	头盆相称	
7 分	临界头盆不称	轻微不称,可以试产
6 分	轻度头盆不称	
5 分	中度头盆不称	严重不称,应考虑选择性剖宫产
<5 分	重度头盆不称	
≤4 分	绝对头盆不称	活胎无法经阴道分娩

产程异常在内诊后行四项综合评分,判断能否经阴道分娩。

评分	骨盆大小	胎儿体重 /g	胎头位置	产力
6 分	>正常			
5 分	正常			
4 分	临界狭窄	2 500 ± 250		
3 分	轻度狭窄	3 000 ± 250	枕前位	强
2 分	中度狭窄	3 500 ± 250	枕横位	中
1 分	重度狭窄	4 000 ± 250	枕后位	弱
0 分			高直前位	
0 分			额前位	

注:高直前位、额前位在其他条件极好时有从阴道分娩的可能,可参加评分;

高直后位、前不均倾位及持续性枕额先露、额后位等严重胎头位置异常,一旦发现必须立即行剖宫产术,不必进行评分

十、宫颈评分

1. 宫颈功能评价

长度(length,CL):3.5cm ± 1.0cm。

形态:内口紧闭,呈"T"形。

宫颈功能不全:CL ≤ 2.5cm,内口扩张呈"Y""V"或"U"形。

2. 宫颈成熟度:Bishop 评分

评分	项目				
	宫颈扩张	宫颈管消失	胎头位置	宫颈硬度	宫颈口位置
0 分	0cm	0~30%	−3	硬	后
1 分	1~2cm	40%~50%	−2	中	中
2 分	3~4cm	60%~70%	−1~0	软	前
3 分	≥5cm	≥80%	+1~+2		

注:>6 分,宫颈成熟,引产成功率高;
　　>9 分,可以人工破膜

十一、孕期体重增长推荐

孕前体重分类	*BMI	孕期总增重范围	孕中晚期体重增长速度(每周平均增重)
低体重	<18.5kg/m²	12.5~18kg	0.51kg(0.44~0.58)
正常体重	18.5~24.9kg/m²	11.5~16kg	0.42kg(0.35~0.50)
超重	25.0~29.0kg/m²	7~11.5kg	0.28kg(0.23~0.33)
肥胖	≥30kg/m²	5~9kg	0.22kg(0.17~0.27)

注:* 体重指数(body mass index,BMI)= 孕前体重(kg)/ 身高(m)²

十二、简易新生儿胎龄评估法

评分	足底纹理	乳头形成	指甲	皮肤组织
0分	无	难辨认,无乳晕		很薄,胶冻状
1分	红痕不明显	明显可见,乳晕淡平,直径 < 0.75cm	未达指尖	薄而光滑
2分	红痕超过前半部,褶痕 < 1/3	乳晕点状,边缘不突起,直径 < 0.75cm	已达指尖	光滑,中等厚,表皮翘起
3分	褶痕超过前 1/3	乳晕点状,边缘突起,直径 > 0.75cm	越过指尖	稍厚,表皮皱裂,手足表皮明显翘起
4分	明显深褶痕,超过前 2/3			厚羊皮纸样,皱裂深浅不一

注:胎龄(天)= 总分 ×7+189

(周)= 总分 +27

十三、我国不同胎龄新生儿出生体重参考值(2015 年)

出生胎龄 / 周	体重百分位 /g						
	P_3	P_5	P_{10}	P_{50}	P_{90}	P_{95}	P_{97}
24	339	409	488	**588**	701	814	938
25	427	513	611	**732**	868	1 003	1 148
26	518	620	735	**876**	1 003	1 187	1 352
27	610	728	860	**1 020**	1 196	1 368	1 550
28	706	840	987	**1 165**	1 359	1 546	1 743
29	806	955	1 118	**1 312**	1 522	1 723	1 933
30	914	1 078	1 256	**1 467**	1 692	1 906	2 128
31	1 037	1 217	1 410	**1 637**	1 877	2 103	2 336
32	1 179	1 375	1 584	**1 827**	2 082	2 320	2 565
33	1 346	1 557	1 781	**2 039**	2 308	2 559	2 813
34	1 540	1 765	2 001	**2 272**	2 554	2 814	3 079
35	1 762	1 996	2 241	**2 522**	2 812	3 080	3 352
36	2 007	2 245	2 495	**2 780**	3 075	3 347	3 622
37	2 256	2 493	2 741	**3 025**	3 318	3 589	3 863
38	2 461	2 695	2 939	**3 219**	3 506	3 773	4 041
39	2 589	2 821	3 063	**3 340**	3 624	3 887	4 152

续表

出生胎龄 / 周	体重百分位 /g						
	3th	5th	10th	50th	90th	95th	97th
40	2 666	2 898	3 139	**3 415**	3 698	3 959	4 222
41	2 722	2 954	3 195	**3 470**	3 752	4 012	4 274
42	2 772	3 004	3 244	**3 518**	3 799	4 058	4 319

我国不同胎龄男性新生儿出生体重参考值(2015 年)

出生胎龄 / 周	体重百分位 /g						
	3th	5th	10th	50th	90th	95th	97th
24	356	434	520	**624**	737	846	962
25	444	538	642	**766**	901	1 031	1 116
26	534	645	765	**909**	1 064	1 212	1 366
27	628	753	890	**1 053**	1 226	1 390	1 566
28	747	865	1 017	**1 196**	1 387	1 566	1 752
29	825	980	1 147	**1 343**	1 549	1 742	1 941
30	935	1 105	1 286	**1 497**	1 718	1 925	2 136
31	1 059	1 244	1 440	**1 666**	1 902	2 122	2 346
32	1 205	1 404	1 614	**1 857**	2 108	2 341	2 587
33	1 376	1 590	1 814	**2 071**	2 337	2 584	2 830

续表

出生胎龄 / 周	体重百分位 /g						
	3th	5th	10th	50th	90th	95th	97th
34	1 576	1 801	2 036	**2 306**	2 585	2 843	3 104
35	1 803	2 035	2 279	**2 558**	2 847	3 114	3 384
36	2 053	2 289	2 536	**2 820**	3 114	3 386	3 662
37	2 308	2 543	2 790	**3 073**	3 366	3 637	3 912
38	2 515	2 749	2 993	**3 273**	3 562	3 828	4 098
39	2 643	2 877	3 121	**3 399**	3 685	3 949	4 215
40	2 723	2 959	3 203	**3 482**	3 767	4 030	4 294
41	2 784	3 021	3 266	**3 545**	3 830	4 092	4 355
42	2 839	3 077	3 323	**3 602**	3 887	4 148	4 410

我国不同胎龄女性新生儿出生体重参考值（2015 年）

出生胎龄 / 周	体重百分位 /g						
	3th	5th	10th	50th	90th	95th	97th
24	304	359	425	**513**	622	740	880
25	395	466	550	**662**	796	939	1 105
26	487	575	677	**811**	968	1 132	1 319
27	582	686	806	**960**	1 138	1 321	1 525

续表

出生胎龄 / 周	体重百分位 /g						
	3th	5th	10th	50th	90th	95th	97th
28	680	799	936	**1 109**	1 306	1 504	1 723
29	781	917	1 070	**1 261**	1 474	1 686	1 916
30	890	1 042	1 212	**1 419**	1 648	1 872	2 112
31	1 012	1 181	1 367	**1 591**	1 835	2 071	2 319
32	1 152	1 338	1 541	**1 782**	2 039	2 285	2 541
33	1 314	1 518	1 737	**1 993**	2 264	2 519	2 781
34	1 503	1 722	1 955	**2 225**	2 506	2 768	3 036
35	1 719	1 951	2 193	**2 472**	2 760	3 028	3 298
36	1 960	2 197	2 445	**2 727**	3 018	3 286	3 556
37	2 204	2 439	2 685	**2 964**	3 251	3 515	3 782
38	2 409	2 640	2 879	**3 153**	3 433	3 691	3 950
39	2 543	2 770	3 006	**3 275**	3 550	3 803	4 058
40	2 623	2 849	3 083	**3 349**	3 621	3 872	4 124
41	2 681	2 905	3 138	**3 402**	3 673	3 921	4 171
42	2 731	2 954	3 185	**3 448**	3 717	3 963	4 212

第二章

分娩与难产

一、正常头位分娩的产程进展

1. **临产** 规律且逐渐增强的宫缩(持续约 30 秒,间歇 5~6 分钟)伴随进行性宫颈管消失,宫口扩张,胎先露下降。用镇静剂不能抑制宫缩。

2. **产程分期**

产程	标志	分期	标志	时限	
第一产程	临产→宫口开全	潜伏期	临产→4~6cm	初产妇	20h
				经产妇	14h
		活跃期	4~6cm→开全	8h	
第二产程	宫口开全→胎儿娩出			**非镇痛**	**镇痛**
			初产妇	3h	4h
			经产妇	2h	3h
第三产程	胎儿娩出到胎盘娩出		30min		

3. 初产妇正常产程进展规律

产程	产程 分期	平均 时限	最大 时限	平均宫口 扩张速率	平均先露 下降速率
第一产程	潜伏期	8h	20h	0.22cm/h	0.14cm/h
	活跃期	4h	8h	1.84cm/h	0.86cm/h
第二产程		2h	4h(分娩 镇痛)		2.16cm/h
第三产程		10min	30min		

4. 常见产程异常

产程	异常	标准	
潜伏期	延长	初产妇	≥20h
		经产妇	≥14h
活跃期	延长	宫口扩张速度<0.5cm/h	
	停滞	破膜后	宫缩正常,宫颈停止扩张≥4h
			宫缩欠佳,宫颈停止扩张≥6h
第二产程	胎头下降延缓	初产妇	先露下降速度<1cm/h
		经产妇	先露下降速度<2cm/h
	胎头下降停滞	先露不降>1h	
	第二产程延长		无镇痛 | 硬膜外阻滞
		初产妇	>3h | >4h
		经产妇	>2h | >3h

5. 第三产程的处理

(1)胎盘剥离的征象

1)阴道少量出血。

2)宫底升高,宫体变硬变窄,呈球形。

3)原本充盈的脐带变瘪。

4)露在阴道口外的脐带自行延长,按压耻骨联合上方脐带不回缩。

(2)人工剥离胎盘的指征

1)产后 30 分钟无迹象表明胎盘已剥离。

2)产后不足 30 分钟,但阴道出血量已超过 200ml。

3)检查娩出的胎盘或胎膜不完整,胎盘边缘有断裂的血管,可疑有副胎盘残留者。

6. 头位分娩产程处理规程

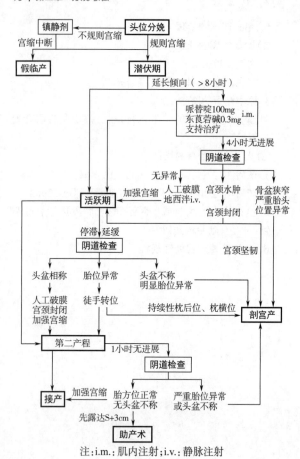

注：i.m.：肌内注射；i.v.：静脉注射

二、常见头位难产的类型和识别

当胎位异常导致难产时,胎膜早破、宫缩乏力、产程进展缓慢等常是它们共同的表现,以下特征则是各种类型头位难产的特殊表现。

类型	产程中异常	腹部体征	阴道检查特征	胎头矢状缝
持续性枕横位 持续性枕后位	早期有便意、屏气感	枕后位时胎肢集中于腹前部,胎心有时在对侧更清楚;枕横位时胎心在腹中线的一侧	骨盆后部常感空虚	枕横位时位于骨盆横径上,枕后位时位于斜径上,后囟在骨盆后部
前不均倾位	排尿困难,尿潴留,导尿困难	临产后腹部常触不到胎头,耻骨联合上可触及一侧胎肩(有时可误为胎头未入盆)	宫颈前唇水肿,骨盆后部空虚,产瘤位于前顶(和胎方位相反的顶部)*	位于骨盆横径,平行后移向骶岬,易误为枕前或枕后位

续表

类型	产程中异常	腹部体征	阴道检查特征	胎头矢状缝
高直位	临产后耻骨联合上疼痛,高直后位耻骨联合上触及胎下颏	胎头迟迟不能入盆	胎头位置高,不俯屈	位于骨盆前后径上
颏先露		颏后位有时耻骨联合上可触及胎儿枕背间凹沟	先露高低不平,软硬不均,宫口开大时可触及面部器官	
额先露		额前位时耻骨联合上方可及胎儿枕背间凹沟,但较颏后位浅	触及额骨、额缝,额缝的一端为大囟前缘及冠状缝另一端为鼻根、眼眶	

注:*即左枕横位时产瘤位于右顶部,反之则在左顶部

三、肩难产的预防和处理

1. **预防** 肩难产属产科急症,发生率虽低,一旦发

生,对母儿均可产生严重的影响,助产人员应熟练掌握肩难产的紧急处理手法。

(1)应警惕的高危因素

产前高危因素	产时高危因素
• 估计胎儿巨大	• 第一产程活跃期延长或停滞
• 母亲糖尿病	• 第二产程延长
• 母亲肥胖	• 第二产程胎头下降延缓或停滞
• 过期妊娠	• 胎头"乌龟征"
• 骨盆狭窄或畸形	• 使用胎头吸引术或产钳术助产
• 既往肩难产史	
• 孕期体重增加过多	

(2)妊娠糖尿病(gestational diabetes mellitus,GDM)孕妇或有 GDM 高危因素孕妇,即使胎儿体重未达 4 000g,也应警惕肩难产的发生。

(3)B 超估计肩难产风险:妊娠后期对胎儿体重估计误差较大,应联合测定胎儿双顶径(BPD)、胸径、腹围、股骨长等多项指标综合判断,提高估计胎儿体重的准确率。

(4)除非估计超巨大胎儿(预计胎儿体重 ≥ 4.5kg),不建议对所有巨大胎儿采取选择性剖宫产。

(5)产时 McRobert 体位(即屈大腿法),可增大骨盆入口前后径,有助于前肩娩出。

(6)接生时采用"头肩手法",即胎儿连续娩出至前肩后再清理口咽。

2. 识别肩难产

(1)典型体征(乌龟征):胎头娩出后因胎肩嵌于耻骨联合上方,使胎头回缩于阴道口。

(2)胎头娩出后前肩娩出遇阻,或常规娩肩手法不能顺利娩出前肩。

3. 处理

(1)美国妇产科学会介绍七字口诀"HELPERR"。

1)Help:请求帮助,通知产科、麻醉科、新生儿科医师到场。执行以下操作时由助手掌握时间,每项操作时间控制在 30~60 秒,不可久滞于某一操作。

2)Evaluate:估计是否需要会阴切开(肩难产为胎肩嵌于骨盆入口上方,并非软组织梗阻,初产妇或需进入阴道操作时才考虑切开)。

3)Legs:屈大腿(McRobert 体位):将产妇双大腿极度屈曲贴近腹壁,使耻骨联合上移,解除对胎肩的梗阻。同时进行步骤 4)。

4)Pressure:助手在产妇耻骨上按压以松动前肩,手法同心外按压。

5)Enter:进入阴道操作。

A. Rubin 法:一手沿骶凹入阴道内,在胎儿前肩后方推动肩胛使肩内收,以缩小双肩径并旋转至斜径上。

B. Wood 法(旋肩法):在后肩前方推动肩胛使胎儿双肩径旋转至斜径上,常和 Rubin 手法配合使用,更易成功。

C. 反向 Wood 法:后肩胛的后方向前推动胎儿后肩,

使胎肩旋转至斜径上。

6）Remove：后肩娩出法，助产者手沿骶骨伸入阴道内，压屈后肘使其屈曲于胸前，握住胎儿的后上肢以洗脸式牵拉出后臂，后肩随即娩出。

7）Roll：Gasbin 法，翻转孕妇体位成为掌膝位。

（2）中文六字诀：屈、压、呼、转、牵、翻。

1）屈：屈大腿。

2）压：耻上施压以松动前肩嵌顿。

3）呼：进行前两项操作的同时，紧急呼叫上级医师、麻醉师及新生儿科医师到场增援。

4）转：手入阴道将胎儿双肩径扳转到骨盆斜径上。

5）牵：手入阴道牵出胎儿后臂（后肩娩出法）。

6）翻：翻身转成为掌膝位。

（具体手法参照 HELPERR 口诀）

（3）其他方法（在上述方法都失败后才考虑采用）。

1）后腋窝软绳牵出法：助产者一手持纱布条，从胎儿后肩背侧送入，经后腋窝绕出到腋前，轻拉纱条两端使后肩在阴道口后方显现而娩出后肩，则前肩可顺势而下。

2）胎头复位剖宫产法（Zavanlli 法）：估计为不能娩出型肩难产，胎心尚好，无其他产科并发症时，可试将胎头复位，改行剖宫产术。此法国内没有报道，应慎用。

方法：产妇静脉滴注宫缩抑制剂（如盐酸利托君）后，将胎头转成枕前位，并令其俯卧。左手两指按压阴道后壁，右手将胎头按产轴方向缓缓还纳回阴道内，尽量将胎头推回到坐骨棘水平,并用力固定住,紧急行剖宫产术。

注意: 如脐带已钳夹切断,不可行此操作。

3) 断锁法: 钩断前锁骨,缩小双肩径。

4) 耻骨联合切开术。

4. 产后检查

母	儿
• 查产道损伤	• 查产伤
• 防产后出血	臂丛神经损伤
• 防感染	胸锁乳突肌血肿
• 注意膀胱功能	锁骨、肱骨骨折
	• 若为巨大胎儿应作相应检查

四、臀位分娩处理

1. 臀位 Westin 评分

因素	0分	1分	2分
产次	初产妇	经产妇	
孕周	<37周或>39周	37~39周	
胎儿体重	<2 500g或>3 500g	3 000~3 500g	2 500~2 999g
先露高低	-3cm或更高	-1cm	0cm或更低
先露类别	不全臀位(足先露)	完全臀位	单纯臀位
产力	弱	中	强
胎膜早破	有	无	

续表

因素	0分	1分	2分
臀产史	无	一次	≥2次
软产道	宫颈存,盆底硬	宫颈软	宫颈容受

注:总评分>8分经阴道分娩的可能性大;<5分剖宫产机会多;骨盆狭窄、巨大胎儿、胎头仰伸是剖宫产的绝对指征,不必评分。

2. 臀位剖宫产的指征

(1)臀位难产、死产史。

(2)预计胎儿体重>3 500g。

(3)早产儿估计出生后有较好的生存能力者。

(4)足位或胎头过度仰伸(望星位)。

(5)骨、软产道异常。

(6)试产中产程进展异常,加强宫缩后无改善。

(7)胎儿窘迫,或脐带脱垂,胎心尚好,宫口未开全者。

(8)严重妊娠合并症,如重度子痫前期、心脏病等。

(9)合并其他产科情况,如过期妊娠、产前出血、瘢痕子宫等。

(10)高龄初产或多年不孕治愈后受孕的切盼儿或产妇强烈要求。

(11)没有具有阴道助产经验的医师在场。

3. 后出头困难的处理手法

(1)胎头已入盆,而娩头困难

1)骑马法(mauriceau smillie veit,MSV):先将胎背转向前方,使胎头矢状缝和骨盆入口前径一致,将胎体骑跨于术者的左前臂上,同时术者左手两指伸入阴道内,置于胎儿的上颌部(不提倡伸入胎儿口中,以防胎儿损伤),右手自胎背上方伸入阴道内,中指按于胎儿枕部使其俯屈,示指与无名指置于胎儿双侧锁骨上(注意不可置于锁骨上窝,以免损伤神经)。先向下向外牵拉,至胎儿枕骨在耻骨联合下方显现时,将胎体上提,使胎儿下颏、口、鼻、眼、额相继自会阴体前缘娩出。牵引时助手在腹部耻骨联合上方加压帮助胎头俯屈。

2)后出头产钳(Piper产钳):MSV手法失败时可尝试后出头产钳,一般MSV持续2~3分钟无进展,就可考虑后出头产钳。

(2)胎头仰伸未入盆,下颏嵌于耻骨联合上方:不可强行将胎体向下牵拉,这样会加剧仰伸使之更难入盆。处理方法如下:

1)术者将胎儿向盆腔深部送回,助手在耻骨联合上方加压,使之俯屈,术者用手指钩住胎口稍加牵拉使之俯屈入盆。

2)将胎头转向一侧使之处于枕横位,使胎头双顶径通过骨盆入口前径而入盆。

(3)头盆不称:产前判断错误,如系严重头盆不称,此时已失去抢救机会,如胎头能达到盆底,多为轻度头盆不称,可用后出头产钳。

（4）胎臂上举：朝胎背方向 360° 旋转胎体（左臂上举顺时针，右臂上举逆时针）使手臂沿前胸滑出。

（5）胎头呈枕直位：以枕额径嵌于骨盆入口前后径上而不能入盆：可于宫缩间歇时将胎背恢复向侧方，双肩置于骨盆出口前后径上。术者一手入阴道内协助胎头额部与胎肩配合向一侧转移，使胎头前后径坐落于骨盆入口横径斜径上，使之入盆。

（6）宫口未开全：切忌暴力牵拉，可造成宫颈甚至子宫下段撕裂。

处理：

1）普鲁卡因 10ml+ 东莨菪碱 0.3mg 宫颈分点封闭。

2）宫颈切开术，即用环状产钳引导，于 2、6、10 点处做放射状切开 3~4cm。这种措施不到极其危急的情况下不得使用。

（7）胎儿脑积水致后出头困难：胎儿脑室减压或头颅穿刺术。

（8）上述方法无效时，可放弃对胎体的扶持，任其自然下垂，胎体和胎头间形成直角，使胎头自然俯屈而入盆。

五、剖宫产后再次妊娠的分娩方式问题

1. 剖宫产后经阴道试产的条件

（1）产妇及家属有阴道分娩意愿，是剖宫产后经阴道试产（trial of labor after cesareandelivery，TOLAC）的必要条件。

(2) 医疗机构有抢救剖宫产后阴道分娩(vaginal birthafter cesarean section,VBAC)并发症的条件及相应的应急预案。

(3) 既往有 1 次子宫下段横切口剖宫产史,且前次剖宫产手术顺利,切口无延裂,如期恢复,无晚期产后出血、产后感染等;除剖宫产切口外子宫无其他手术瘢痕。

(4) 胎儿为头位。

(5) 不存在前次剖宫产指征,也未出现新的剖宫产指征。

(6) 2 次分娩间隔 ≥ 18 个月。

(7) B 超检查子宫前壁下段肌层连续。

(8) 估计胎儿体重不足 4 000g。

2. 再次剖宫产指征

(1) 医疗单位不具备施行紧急剖宫产的条件。

(2) 有 2 次及以上子宫手术史。

(3) 前次剖宫产术为古典式剖宫产术、子宫下段纵切口或 "T" 形切口。

(4) 存在前次剖宫产指征或出现新的剖宫产指征。

(5) 既往有子宫破裂史,或有穿透宫腔的子宫肌瘤切除术史。

(6) 前次剖宫产有子宫切口并发症。

(7) 超声检查胎盘附着于子宫瘢痕处。

(8) 估计胎儿体重为 4 000g 或以上。

(9) 不适宜阴道分娩的内外科合并症或产科并发症。

(10)产妇及家属不愿意阴道试产。

美国妇产科医师协会(American College of Obstetricians and Gynecologists, ACOG)发布的 VBAC 指南建议:大多数曾行 1 次低位横切剖宫产者都适合 VBAC,应该进行有关 VBAC 的咨询,并行阴道试产。

3. 剖宫产后经阴道试产前评估

(1)在孕期,指导孕妇适宜的孕期营养及运动,合理控制孕期体重,降低巨大胎儿发生率。

妊娠满 36 周开始超声评估子宫切口处肌层的连续性。

(2)孕晚期(36~37 周左右)由高年资产科医师进行评估是否具备阴道试产条件。包括详细了解病史,评估产妇骨盆情况、胎产式、胎方位、胎儿估计体重等,是否存在头盆不称、生殖道畸形及其他 TOLAC 禁忌证。

(3)B 超检查子宫瘢痕情况分级

• Ⅰ级:愈合良好,下段各层次回声均匀、连续。

• Ⅱ级:愈合欠佳,其回声层次失去连续性,追踪扫描见局部肌层缺失,但加压时无羊膜囊膨出。

• Ⅲ级:愈合不良,局部羊膜囊膨出。

4. 临产后处理

(1)签署 TOLAC 志愿书及随时中转剖宫产授权书。备血、开放静脉通道,做好随时中转剖宫产术前准备。

(2)尽可能自然临产,避免引产。宫颈 Bishop 评分≥4 分者可人工破膜。

（3）专人观察产程进展，持续电子胎儿监护，观察胎心率变化，判断胎儿宫内状态。监测产妇生命体征变化，重视产妇主诉，注意腹形及子宫下段压痛、血尿等情况。一旦发现胎心异常、先兆子宫破裂或子宫破裂等征象时应启动紧急剖宫产预案，尽快娩出胎儿，手术中请新生儿科医师到场协助抢救新生儿。

（4）不用或慎用催产素。产程进展缓慢，需要缩宫素静脉滴注加强宫缩时，尽量使用小剂量。当产程停滞或胎头下降停滞时，可放宽剖宫产指征。

（5）可采用分娩镇痛。

（6）尽量缩短第二产程，必要时可阴道助产。

（7）注意产后出血。

六、脐带脱垂的诊断和处理

1. 诊断

（1）高危因素

1）妊娠晚期胎头高浮。

2）胎先露形状不规则，如臀位足先露、横位、多胎妊娠。

3）羊水过多。

4）胎膜早破。

（2）临床表现

1）胎儿娩出前阴道口见脐带脱出即可诊断。

2）破膜后突然出现胎心变慢，首先考虑脐带脱垂，立即做阴道检查以证实。

3)胎心监护出现变异减速,提示脐带受压可能性大,可改变体位、吸氧等,并行阴道检查以发现隐性脐带脱垂或脐带先露。如合并晚期减速,则提示胎儿预后不良。

2. 预防

(1)产前检查发现胎头高浮应交代注意事项,如破水后禁走、平卧、车送入院等。

(2)阴道检查时应先查清胎先露性质和高低,注意前水囊内有无索样物滑动。胎先露高浮或不规则者,如足先露不宜人工破膜。

3. 处理

(1)缓解脐带压迫

1)脐先露时产妇采取头低足高位,脐带对侧的侧俯卧位。

2)充盈膀胱或经阴道上推胎先露以缓解对脐带的压迫,直到剖宫产将胎儿娩出。

3)消毒脱出的脐带并保持清洁。

4)不建议行脐带还纳术。

(2)通知上级医师、新生儿、麻醉科医师及手术护士迅速携手术器械到场。

(3)宫缩抑制剂,如盐酸利托君或硫酸镁静脉泵入(如短期内可经阴道助产者不用)。

(4)大流量给氧。

4. 决定分娩方式

(1)宫口开全,先露已降至盆底:立即阴道助产。

(2)不具备助产条件,胎儿存活:紧急剖宫产。

(3)如胎儿已死,按死产处理,尽量保护母体减少伤害,必要时可行毁胎术。

七、产科急性子宫内翻

子宫内翻是指子宫底部向宫腔内陷入,甚至自宫颈口翻出的病变。发生在产后的多为急性子宫内翻,其也是发生在第三产程中的一种极为罕见但却可能致命的严重并发症。

1. 高危因素(常见病因)

(1)胎盘种植于宫底,被认为是子宫内翻的先决条件。

(2)第三产程处理不当,如按压宫底的同时用力牵拉脐带以试图娩出胎盘。

(3)先天性子宫发育不良或神经缺陷。

(4)脐带绝对性或相对性过短(绕颈)。

(5)急产或站立分娩、胎儿坠地。

(6)胎盘植入。

(7)腹内压骤升,偶见急剧翻身,突然坐起,用力咳嗽、喷嚏时子宫翻出。

2. 分类

(1)不完全性:宫底内陷,重者宫底翻入达子宫口,甚至超越出宫口。

(2)完全性:子宫内膜面全部突出于子宫颈外,但宫体仍在阴道内。

(3)内翻子宫脱垂:内翻的子宫体脱出于阴道外,极少数病例伴部分阴道翻出。

3. 识别子宫内翻

(1)症状

1)腹痛:胎儿娩出后突发性剧烈下腹痛。

2)出血:出血量往往很多,凶猛。

3)休克:休克程度往往很严重,和出血量不成比例。

4)排尿、排便困难。

(2)体征

1)腹部触不到宫底,有时在耻骨联合后方触及凹陷的宫底。

2)阴道检查:突出的宫体呈球形紫蓝色或暗红色、灰色肿块,有时在膨出的宫内膜表面可见输卵管开口或有胎盘附着于其上。宫颈环包围在肿块上方,有时难以触及。

4. 处理

(1)抗休克,开放静脉通道,充分备血,输液。

(2)同时用湿生理盐水纱布覆盖翻出的子宫内膜,待一般情况好转后尽快复位。

(3)良好的麻醉,如宫颈挛缩,最好要加用子宫松弛剂,如盐酸利托君、特布他林、1:1 000 肾上腺素等。

(4)经阴道徒手复位

要点:

1)扩张宫颈,沿骨盆轴方向上推子宫:将内翻的子宫握在掌心,用手指轻柔扩张宫颈紧缩部分,手掌将宫底沿骨盆轴方向徐徐上推,最后翻出的部分最先推进,另一手在腹部扶住凹陷的宫底,协助复位。

2)宫内留拳等待宫缩:复位过程中,手掌渐转成握拳,抵住宫底,复位成功后,手留在宫内数分钟,同时肌内注射或静脉注射宫缩剂,待子宫收缩后退出。

3)防止再度内翻:复位后宫腔填塞纱布或水囊 12~24 小时。

胎盘未剥离者,可待复位后再行徒手剥离,以减少出血,但如妨碍操作,亦可先行剥离。

4)Johnson 手法:一手握住宫底,手指指向后穹窿,用力将子宫举起,推出盆腔外达腹腔脐以上水平,借助子宫韧带的牵拉力量将之复位。

注意用此手法时,前臂的上 2/3 均要进入到阴道内。

复位成功后可行宫腔球囊或纱布填塞防止再度翻出。

(5)手术复位法:多用于慢性子宫内翻。

(6)子宫切除术:子宫内翻时一般不采取子宫切除术,但存在以下情况应行子宫切除或大部切除术。

1)子宫内翻时间过长,有明显感染或坏死,即使复位,术后也可能发生盆腔、腹膜、子宫周围炎症,粘连。应先积极控制感染后再行子宫切除术。

2)经各种方法复位均告失败者。

3)虽经还纳成功,但术后子宫弛缓无力,大出血不止,不切除子宫则无法止血。

4)胎盘严重粘连或植入,剥离困难者。

(7)预防感染:复位成功后即作宫腔细菌培养及药敏试验,同时给予足量广谱抗生素预防感染。术后严密监测体温、血象、子宫压痛及恶露性状。

八、妊娠晚期引产、催产

1. **引产** 指临产前通过刺激子宫收缩完成分娩。

2. **适应证** 妊娠晚期具备引产指征而未自然临产。

(1)延期妊娠(妊娠已达41周仍未临产者)或过期妊娠。

(2)母体疾病,如严重的糖尿病、高血压、肾病等。

(3)胎膜早破,未临产者。

(4)胎儿因素,如可疑胎儿窘迫、胎盘功能不良等。

(5)死胎及胎儿严重畸形。

(6)其他需要终止妊娠的情况。

3. **禁忌证**

(1)不具备阴道分娩条件

1)严重并发症不能耐受阴道分娩者。

2)子宫手术史,主要是指古典式剖宫产术,未知子宫切口的剖宫产术,穿透子宫内膜的肌瘤切除术,子宫破裂史等。

3)前置胎盘和脐血管前置。

4)明显头盆不称。

5)胎位异常,如横位、初产臀位估计不能经阴道分娩者。

6)宫颈浸润癌。

7)某些生殖道感染性疾病,如疱疹病毒感染活动期。

8)未经治疗的人类免疫缺陷病毒感染者。

(2)无紧急剖宫产等抢救条件。

(3)相对禁忌证

1)子宫下段剖宫产史。

2)臀位。

3)羊水过多。

4)双胎或多胎妊娠。

5)经产妇分娩次数≥5次者。

4. 引产前准备

1)确定引产指征。

2)核实孕周。

3)评估胎儿对分娩的耐受性［无应激试验(non-stress test,NST)监护］。

4)宫颈成熟度评分(Bishop评分)

≥6分:引产。

<6分:促宫颈成熟。

5. 促宫颈成熟

- 机械性:人工破膜;低位水囊;海藻棒等。
  条件:胎膜未破,无阴道感染性疾病。
- 药物性:主要有前列腺素类如地诺前列酮。

前列腺素类引产药物的禁忌证：

1）产妇患有心脏病、严重肝肾功能不全、严重贫血、青光眼、哮喘、癫痫者。

2）有剖宫产史和其他子宫手术史者。

3）有宫颈手术、宫颈裂伤或急产史。

4）可疑胎儿窘迫。

5）多胎或多产（3 次以上足月分娩史）。

6）急性盆腔炎。

7）对前列腺素类及其赋形剂成分过敏者。

8）前列腺素类仅用于促宫颈成熟而禁用于产程中加强宫缩，已临产或宫颈 Bishop 评分 ≥ 6 分禁用。

地诺前列酮阴道栓取出指征：

1）出现规律宫缩（每 3 分钟 1 次的宫缩）并同时伴随有宫颈成熟度的改善，宫颈 Bishop 评分 ≥ 6 分。

2）自然破膜或行人工破膜术。

3）子宫收缩过频（每 10 分钟 5 次及以上的宫缩）。

4）置药 24 小时。

5）有胎儿出现不良状况的证据：胎动减少或消失、胎动过频、电子胎心监护结果分级为 Ⅱ 类或 Ⅲ 类。

6）出现不能用其他原因解释的母体不良反应，如恶心、呕吐、腹泻、发热、低血压、心动过速或者阴道流血增多。

7）取出至少 30 分钟后方可静脉滴注缩宫素。

6. 妊娠晚期引产流程

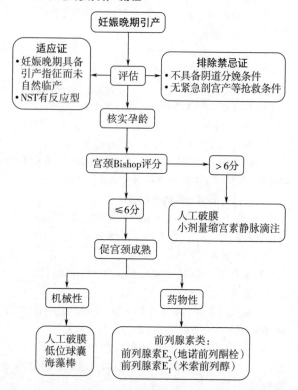

7. 催产 指临产后因宫缩乏力,需要以人工方式加强宫缩,促进产程进展。

1)方法：行阴道检查除外头盆不称或严重的胎位异常。

胎心监护排除胎儿窘迫。

如胎膜未破可先行人工破膜，了解羊水性状。

破膜后短期观察，宫缩无好转，可行小剂量缩宫素静脉泵注。

2)缩宫素静脉微量泵计算

药名	规格	配制	起始泵速 (2.5mU/min)	递增	最大泵速
缩宫素	10U：1ml	2.5U/50ml	3ml/h	3ml/(h·次)	24ml/h
		2.5U/500ml	0.5ml/min (8滴/min)	0.5ml/min (8滴/min)	2.5ml/min (40滴/min)

3)不论催产或引产，使用缩宫素或前列腺素类药物均须有专人监护并详细记录产妇的生命体征、宫缩及胎儿情况。

第三章

新生儿复苏

一、新生儿 Apgar 评分

体征	0 分	1 分	2 分
心率	无	<100 次 /min	≥100 次 /min
呼吸	无	浅慢且不规则	规则,啼哭
肌张力	松弛	四肢稍屈	四肢活动好
反射	无反应	略有反应,皱眉	哭声响亮
皮肤颜色	全身青紫或苍白	躯干红,四肢紫	全身红润

注:8~10 分:正常;4~7 分:轻度窒息;0~3 分:重度窒息

出生 1 分钟和 5 分钟的 Apgar 评分是诊断窒息和评价复苏效果的重要指标,但不是决定是否需要复苏的指标。在抢救窒息新生儿时,容不得任何延误。如等到 1 分钟 Apgar 评分结果出来后才开始抢救,势必失去宝贵的抢救时机。

二、评价复苏的内容

足月吗? 羊水清吗? 肌张力好吗? 有呼吸和哭声吗?

三、初步复苏处理(在 15~30 秒内完成)

1. **保暖**　置复温床,擦干羊水。

2. **摆好复苏体位**　仰卧或侧卧位,颈部适当伸展(可在肩胛下垫一卷毛巾,使肩部抬高 2~3cm,头稍后仰 15°~30°)。

3. **清理口、鼻、咽部黏液和羊水**　先清理口腔黏液,再吸鼻腔。

4. **常压给氧。**

5. **触觉刺激**　拍打或弹足底,摩擦背部。

四、ABCDE 复苏方案

A(Airway)　　　清理呼吸道,保持通畅
B(Breathing)　　建立呼吸
C(Circulation)　 建立有效循环
D(Drugs)　　　药物复苏
E(Evaluation)　 评估

1. **A**　清理呼吸道,保持通畅:当羊水胎粪污染时先评估新生儿有无活力。

有活力——继续初步复苏。

无活力——在 20 秒内完成气管插管及用胎粪吸引

管吸引胎粪。

吸引管负压为:80~100mmHg。

如果不具备气管插管条件,且新生儿无活力时,应快速清理口鼻后尽快开始正压通气。

2. B 建立呼吸。

(1)方法

1)触觉刺激。

2)必要时复苏气囊正压给氧。

3)紧急情况下没有插管、气囊时用口对口人工呼吸。

(2)正压通气的指征

1)呼吸暂停或喘息样呼吸。

2)心率 <100 次 /min。

3)新生儿有呼吸且心率 ≥100 次 /min,但在持续气道正压通气或常压给氧后,新生儿氧饱和度不能维持在目标值,可以考虑尝试正压通气。

4)给氧浓度:胎龄 ≥35 周,氧浓度:21%。

胎龄 <35 周,氧浓度:21%~30%。

5)矫正通气步骤(MRSOPA)

M(Mask):调整面罩,使面部形成良好的密闭。

R(Reposition airway):指重新摆正体位。可重新摆正头、颈部的位置,使之处于轻度仰伸位("鼻吸气"体位)。

S(Suction):指吸引口鼻用吸球吸引口鼻内黏稠的分泌物。少数情况下,黏稠的分泌物可以阻塞气管,可以气管插管吸引。

O（Open mouth）：指打开口腔。用手指打开新生儿的口腔重新放置面罩。

在完成 S 和 O 两步骤后，尝试再进行正压通气并观察胸廓是否有起伏，如胸廓仍无起伏，进行以下步骤：

P（increase Pressure）：指增加压力。可用压力计指导吸气压力的调整，可每次增加 5~10cmH$_2$O（1cmH$_2$O=0.098kPa），直至每次呼吸时均能看到胸廓起伏。

A（Airway）：指替代气道。气管插管或喉罩气道，确认每次呼吸时均能看到胸廓起伏，正压通气 30 秒再评估心率。

（3）气管内插管的指征

1）气管内有胎粪需要清除者。

2）重度窒息儿需要长时间加压给氧人工呼吸者。

3）应用面罩复苏无效，胸廓不张或仍发绀者。

4）需要气管内给药者。

5）可疑膈疝儿。

（4）新生儿气管插管选择

孕周	体重	插入深度管端至唇的距离
23~24 周	500~600g	5.5cm
25~26 周	700~800g	6.0cm
27~29 周	900~1 000g	6.5cm
30~32 周	1 100~1 400g	7.0cm

续表

孕周	体重	插入深度管端至唇的距离
33~34 周	1 500~1 800g	7.5cm
35~37 周	1 900~2 400g	8.0cm
38~40 周	2 500~3 100g	8.5cm
41~43 周	3 200~4 200g	9.0cm

（5）气囊复苏频率：40 次 /min；手指压、放比为 1：1.5。

3. C 建立有效循环：胸外按压、给药。

（1）胸外按压的指征：在 30 秒有效的正压通气（胸廓有起伏）后，心率 <60 次 /min。

方法：拇指法。

1）部位：胸骨下 1/3，双乳头连线下方。

2）深度：使胸骨下陷 1.3~1.8cm。

3）频率：120 次 /min。

4）和人工呼吸比率：3：1，即以 2 秒钟作为一个工作周期，要完成 3 次胸外按压和一次人工呼吸。

5）一旦开始胸外按压，正压通气的给氧浓度增加到 100%。

（2）停止按压指征：心率 ≥ 60 次 /min。停止按压后以 40~60 次 /min 频率继续正压通气，给氧浓度可减至 40%。

4. D 药物复苏。

新生儿复苏常用的药物

药物	浓度	给药途径	总剂量	速度及注意事项
肾上腺素	1:10 000	脐静脉、骨髓腔、气管内	0.1~0.3ml/kg	必须在建立有效通气后用,快速给药,气管内给药用盐水稀至1~2ml
扩容剂	生理盐水	脐静脉、骨髓腔	10ml/kg	>5~10min
碳酸氢钠	0.6mmol/ml(5%)	静脉或外周静脉	2mmol/kg;日总量不超过10~13ml/kg	有效换气后才能给药,速度宜慢,>5min
盐酸纳洛酮	0.4mg/ml	静脉、气管内肌内注射,皮下	0.1mg/kg	快速给药,首选静脉滴注和气管内给药
多巴胺	1.0mg/ml	静脉		• 严格控制滴速,2~20μg/(kg·min) • 密切观察心率和血压
苯巴比妥		静脉推注	20mg/kg	1mg/(kg·min)

5. E 评估。监护及维持适宜的环境温度。

五、中国新生儿复苏流程图(2016 年)

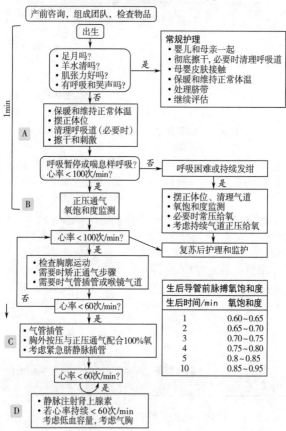

产前咨询，组成团队，检查物品

出生

1min

- 足月吗?
- 羊水清吗?
- 肌张力好吗?
- 有呼吸和哭声吗?

→ 是 →

常规护理
- 婴儿和母亲一起
- 彻底擦干，必要时清理呼吸道
- 母婴皮肤接触
- 保暖和维持正常体温
- 处理脐带
- 继续评估

↓ 否

A
- 保暖和维持正常体温
- 摆正体位
- 清理呼吸道(必要时)
- 擦干和刺激

呼吸暂停或喘息样呼吸?
心率 < 100次/min?

→ 否 → 呼吸困难或持续发绀

↓ 是

↓ 是

- 摆正体位、清理气道
- 氧饱和度监测
- 必要时常压给氧
- 考虑持续气道正压给氧

B
正压通气
氧饱和度监测

心率 < 100次/min?

→ 复苏后护理和监护

↓ 是

- 检查胸廓运动
- 需要时矫正通气步骤
- 需要时气管插管或喉镜气道

心率 < 60次/min?

生后导管前脉搏氧饱和度	
生后时间/min	氧饱和度
1	0.60~0.65
2	0.65~0.70
3	0.70~0.75
4	0.75~0.80
5	0.8~0.85
10	0.85~0.95

否 ↓ 是

C
- 气管插管
- 胸外按压和正压通气配合100%氧
- 考虑紧急脐静脉插管

心率 < 60次/min?

↓ 是

D
- 静脉注射肾上腺素
- 若心率持续 < 60次/min 考虑低血容量,考虑气胸

六、新生儿失血与新生儿窒息的鉴别

项目	新生儿失血	新生儿窒息
心率	增快	减慢
呼吸	浅促	暂停
三凹征	无	明显
肤色	苍白	发绀或苍白
给氧后	呼吸不改善	呼吸改善
反射	正常	减弱或消失
血红蛋白	降低	无改变

第四章

胎儿宫内监测

一、胎儿生长规律

1. B 超测定 CRL、BPD 及 FL 值所反映的胎龄

测量值 / mm	CRL 周 + 天	BPD 周 + 天	FL 周 + 天	测量值 / mm	CRL 周 + 天	BPD 周 + 天	FL 周 + 天
2	5+4			16	8+1		14+4
4	6+1			17	8+2		14+6
6	6+3			18	8+4		15+2
8	6+5			19	8+5		15+5
10	7+0			20	8+6	11+3	16+0
11	7+0			21	9+0	11+5	16+3
12	7+1			22	9+1	12+0	16+5
13	7+3			23	9+2	12+2	17+1
14	7+5			24	9+3	12+4	17+4
15	8+0		14+1	25	9+3	12+6	17+6

测量值 / mm	CRL 周 + 天	BPD 周 + 天	FL 周 + 天	测量值 / mm	CRL 周 + 天	BPD 周 + 天	FL 周 + 天
26	9+4	13+2	18+2	46	11+2	19+2	26+3
27	9+5	13+4	18+5	47	11+3	19+4	26+6
28	9+5	13+6	19+1	48	11+4	19+6	27+2
29	9+6	14+1	19+3	49	11+4	20+1	27+5
30	10+0	14+3	19+6	50	11+5	20+4	28+1
31	10+1	14+5	20+2	51	11+5	20+6	28+4
32	10+1	15+0	20+5	52	11+6	21+0	29+1
33	10+2	15+2	21+2	53	11+6	21+3	29+4
34	10+2	15+4	21+4	54	12+0	21+5	30+0
35	10+3	15+6	21+6	55	12+0	22+1	30+3
36	10+4	16+1	22+2	56	12+1	22+3	30+6
37	10+4	16+3	22+5	57	12+2	22+5	31+3
38	10+5	16+5	23+1	58	12+2	23+1	31+6
39	10+5	17+0	23+4	59	12+3	23+3	32+3
40	10+6	17+5	24+0	60	12+3	23+5	32+6
41	11+0	17+5	24+3	61	12+4	24+1	33+3
42	11+0	18+0	24+6	62	12+4	24+3	34+0
43	11+1	18+2	25+2	63	12+5	24+5	34+4
44	11+1	18+4	25+4	64	12+6	25+1	35+1
45	11+2	18+6	26+0	65	12+6	25+3	35+5

续表

测量值/ mm	CRL 周+天	BPD 周+天	FL 周+天	测量值/ mm	CRL 周+天	BPD 周+天	FL 周+天
66	13+0	25+5	36+2	**81**	14+2	31+3	
67	13+0	26+1	37+1	**82**	14+3	32+0	
68	13+1	26+3	37+4	**83**	14+3	32+3	
69	13+2	26+6	38+2	**84**	14+4	32+6	
70	13+2	27+1	39+0	**85**	14+5	33+3	
71	13+3	27+4	39+5	**86**	14+6	34+0	
72	13+3	27+6	40+5	**87**	15+0	34+4	
73	13+4	28+0		**88**	15+0	35+2	
74	13+5	28+4		**89**	15+1	36+0	
75	13+5	29+0		**90**	15+2	36+5	
76	13+6	29+3		**91**	15+3	37+4	
77	14+0	29+5		**92**	15+3	38+3	
78	14+0	30+1		**93**	15+4	39+4	
79	14+1	30+4		**94**	15+5	40+6	
80	14+1	31+0		**95**	15+6	42+2	

注:CRL 为冠-臀长;BPD 为双顶径;FL 为股骨长

孕周=CRL(cm)+6.5

2. 各孕周超声指标参考均值

孕龄 / 周	头围 / mm	腹围 / mm	头围 / 腹围	股骨长 / mm	肱骨长 / mm	小脑横径 / mm	足底长 / mm
12	70	56	1.22	8	9		8
13	89	69	1.21	11	11		11
14	98	81	1.20	14	14		15
15	111	93	1.19	17	17	14	18
16	124	105	1.18	20	20	16	21
17	137	117	1.18	23	22	17	24
18	150	129	1.17	25	25	18	27
19	163	141	1.16	28	28	19	30
20	175	152	1.15	31	30	20	33
21	187	164	1.14	34	33	22	36
22	199	175	1.13	36	35	23	39
23	210	186	1.12	39	36	24	42
24	221	197	1.12	42	40	25	45
25	232	208	1.11	44	42	28	47

续表

孕龄 / 周	头围 / mm	腹围 / mm	头围 / 腹围	股骨长 / mm	肱骨长 / mm	小脑横径 / mm	足底长 / mm
26	242	219	1.10	47	44	29	50
27	252	229	1.09	49	46	30	53
28	262	240	1.08	52	48	31	55
29	271	250	1.07	54	50	34	58
30	280	260	1.07	56	51	35	60
31	289	270	1.06	59	53	38	62
32	297	280	1.05	61	55	38	65
33	304	290	1.04	63	56	40	67
34	312	300	1.03	65	58	40	69
35	318	309	1.02	67	59	40.5	71
36	325	318	1.01	68	61	43	74
37	330	327	1.01	70	62	45	76
38	336	336	1.00	71	63	48.5	78
39	341	345	0.99	73	65	52	80
40	345	354	0.98	74	66		81

3. 早孕期平均孕囊直径 (CS)、冠 - 臀长 (CRL) 及血 hCG 参考值

| 孕龄周+天 | CS/ mm | CRL/ mm | hCG (U/L) | | 孕龄周+天 | CS/ mm | CRL/ mm |
			均值	范围			
4+4	3		1 710	1 050~2 800	8+1	26.5	17
4+5	4		2 320	1 440~3 760	8+2	27	18
4+6	5		3 100	1 940~4 980	8+3	28	19
5	5.5		4 090	2 580~6 530	8+4	29	20
					8+5	30	21
5+1	6		5 340	3 400~8 450	8+6	31	22
5+2	7		6 880	4 420~10 810	9	32	23
5+3	8		8 770	5 680~13 660			
5+4	9		11 040	7 220~17 050	9+1	33	24
5+5	10	2	13 730	9 050~21 040	9+2	34	25
5+6	11	3	15 300	10 140~23 340	9+3	35	26
6	12	3.5	16 870	11 230~25 640	9+4	36	27
					9+5	37	28

续表

孕龄周+天	CS/mm	CRL/mm	hCG(U/L) 均值	hCG(U/L) 范围	孕龄周+天	CS/mm	CRL/mm
6+1	13	4	20 480	13 750~30 880	**9+6**	38	29
6+2	14	5	24 560	16 650~36 750	**10**	39	30
6+3	15	6	29 100	19 910~43 220			
6+4	16	7	34 100	25 530~50 210			
6+5	17	8	39 460	27 470~57 640			
6+6	18	9	45 120	31 700~65 380			
7	19	9.5	50 970	36 130~73 280			
7+1	20	10	56 900	40 700~81 150			
7+2	21	11	62 760	45 300~88 790			
7+3	22	12	68 390	49 810~95 990			
7+4	23	13	73 640	54 120~102 540			
7+5	24	14	78 350	58 100~108 230			
7+6	25	15	82 370	61 640~112 870			
8	26	16	85 560	64 600~116 310			

4. 孕早期超声检查参考值及其临床意义

	正常值	异常状态			临床意义
孕囊直径/mm（横径＋纵径）/2	增长速度1mm/d	<0.6mm/d			胚胎发育不良可能
卵黄囊	3~6mm	≥7mm			可疑妊娠失败
囊芽差（CS-CRL）	14~18mm	大孕囊：≥19mm	轻度	19~21mm	大部分经保胎治疗预后良好
			中度	22~24mm	
			重度	≥25mm	
		小孕囊：≤13mm	轻度	10~21mm	胚胎发育不良风险
			中度	6~9mm	胚胎停育风险
			重度	≤5mm	可疑妊娠失败

5. 不同方法判断孕龄的误差情况

检查方法	误差（±2*SD*)
*体外受精胚胎移植术（IVF-ET）	1 天
人工授精	3 天
一次性交后妊娠	3 天

续表

检查方法	误差（±2*SD*）
基础体温	3 天
早孕期物理检查	2 周
中孕期物理检查	4 周
晚孕期物理检查	6 周
超声测量	8%

注:* 体外受精胚胎移植术(in vitro fertilization and embryo transfer,IVF-ET)

二、多项指标预测胎儿出生体重

1. 根据宫高估计

(1) 常数法

1) 腹围 <95cm 时：胎儿出生体重 =155×(宫高 – N*)。

2) 腹围 ≥95cm 时：胎儿出生体重 =170×(宫高 – N*)。

*:N 为常数,头盆关系为浮、稍、定时,N 分别等于 13、12、11。

(2) 腹围 <95cm：胎儿出生体重 = 腹围 × 宫高 + 500g。

胎头已衔接：胎儿出生体重 = 腹围 × 宫高 +200g。

头浮或臀位：胎儿出生体重 = 腹围 × 宫高。

2. 根据 B 超测量值估计 公式烦琐,临床应用不方便。有些 B 超带有软件可根据测量值直接显示胎儿出生体重(fetal birth weight,FBW)预计值。

3. 查表法

根据 B 超测得 BPD 和 AC 的判断(单位:g)

BPD/	AC/cm										
cm	29.5	30	30.5	31	31.5	32	32.5	33	33.5	34	34.5
8.5	2 226	2 328	2 392	2 457	2 525	2 594	2 665	2 739	2 814	2 891	2 970
8.6	2 312	2 385	2 439	2 505	2 573	2 643	2 715	2 789	2 864	2 942	3 022
8.7	2 359	2 423	2 488	2 554	2 623	2 693	2 765	2 840	2 916	2 994	3 074
8.8	2 408	2 472	2 537	2 604	2 673	2 744	2 817	2 892	2 968	3 047	3 128
8.9	2 457	2 521	2 587	2 655	2 725	2 796	2 869	2 944	3 021	3 101	3 182
9.0	2 507	2 573	2 639	2 707	2 777	2 849	2 923	2 999	3 076	3 156	3 237
9.1	2 559	2 624	2 691	2 760	2 830	2 903	2 977	3 053	3 131	3 211	3 293
9.2	2 611	2 677	2 744	2 814	2 885	2 958	3 032	3 109	3 187	3 268	3 350
9.3	2 664	2 731	2 799	2 869	2 940	3 014	3 089	3 166	3 245	3 326	3 409
9.4	2 719	2 786	2 854	2 915	2 997	3 070	3 146	3 224	3 303	3 385	3 468
9.5	2 774	2 842	2 911	2 982	3 054	3 129	3 205	3 283	3 362	3 444	3 528
9.6	2 831	2 900	2 969	3 041	3 113	3 188	3 264	3 343	3 423	3 505	3 589
9.7	2 889	2 958	3 028	3 099	3 173	3 248	3 325	3 404	3 484	3 567	3 651
9.8	2 948	3 018	3 088	3 160	3 234	3 310	3 387	3 466	3 547	3 630	3 715
9.9	3 009	3 078	3 149	3 222	3 296	3 372	3 450	3 529	3 611	3 694	3 779
10.0	3 070	3 141	3 211	3 285	3 359	3 436	3 514	3 594	3 676	3 760	3 845

BPD/	AC/cm										
cm	35	35.5	36	36.5	37	37.5	38	38.5	39	39.5	40
8.5	3 052	3 135	3 221	3 310	3 401	3 494	3 590	3 688	3 790	3 894	4 000
8.6	3 104	3 188	3 274	3 363	3 454	3 548	3 644	3 734	3 845	3 949	4 056
8.7	3 157	3 241	3 328	3 417	3 509	3 603	3 700	3 799	3 910	4 005	4 113
8.8	3 210	3 295	3 385	3 472	3 565	3 659	3 756	3 855	3 958	4 063	4 170
8.9	3 265	3 351	3 438	3 528	3 621	3 716	3 813	3 913	4 015	4 120	4 228
9.0	3 321	3 407	3 495	3 585	3 679	3 773	3 871	3 971	4 074	4 179	4 287
9.1	3 377	3 464	3 552	3 643	3 736	3 832	3 930	4 030	4 133	4 239	4 347
9.2	3 435	3 522	3 611	3 702	3 793	3 891	3 990	4 090	4 194	4 299	4 408
9.3	3 494	3 581	3 670	3 761	3 855	3 951	4 050	4 151	4 254	4 361	4 469
9.4	3 554	3 641	3 731	3 822	3 917	4 013	4 112	4 213	4 317	4 423	4 532
9.5	3 614	3 701	3 791	3 884	3 978	4 075	4 174	4 275	4 379	4 486	4 595
9.6	3 675	3 763	3 854	3 946	4 041	4 138	4 238	4 339	4 444	4 550	4 659
9.7	3 738	3 826	3 917	4 010	4 105	4 202	4 302	4 404	4 508	4 615	4 724
9.8	3 802	3 890	3 982	4 074	4 170	4 267	4 302	4 469	4 579	4 680	4 890
9.9	3 866	3 956	4 047	4 140	4 236	4 333	4 433	4 536	4 640	4 747	4 857
10.0	3 933	4 022	4 114	4 207	4 303	4 400	4 501	4 603	4 708	4 815	4 924

三、胎儿成熟度监测

1. B超监测　以下提示胎儿成熟：

(1)双顶径≥8.7cm。

(2)股骨长 >6.9cm。

(3)股骨骨骺中心 >6cm。

(4)胫骨骨骺中心 >4cm。

(5)羊水中出现漂浮颗粒 FFBS。

2. 羊水分析

成熟器官	检验内容	成熟指标	不成熟
肺	振荡试验	3：1 阳性	1：1 阴性
	L/S 比值	2	<1.5
	卵磷脂酰甘油	阳性	
肝脏	胆红素	$\triangle OD_{450}<0.02$	
肾脏	肌酐	>176.8μmol/L	
	葡萄糖	>0.56mmol/L	<0.8mmol/L
唾液腺	淀粉酶	>450U/L	
皮脂腺	脂肪细胞	>20%	
其他	羊水促凝时间 / 血浆凝血酶	>5.35	<4.85
	层状包涵体密度	≥46 000/ml	
	羊水透光试验 *	羊水瓶后字迹模糊	字迹清晰

注：下列情况慎作或不作羊水穿刺

(1)前次腹部手术瘢痕。

(2)肥胖。

(3)子宫极度旋转。

(4)胎盘附着于子宫前壁。

(5)胎盘水肿。

(6)羊水过少。

*：羊水透光试验，抽取羊水置试管内，成熟羊水呈乳白色，透过羊水后面的报纸字迹模糊；不成熟羊水清亮，透光性好，透过羊水可清晰看到其后方报纸上的字

3. 胎盘功能测定

(1) 尿 E_3 值 (24 小时尿)

1) ≥ 12mg 或持续升高: 正常。

2) 8~12mg 或突然下降 30%~50%: 胎盘功能减退。

3) < 8mg: 胎盘功能严重不全。

4) < 4mg: 胎儿濒死。

(2) 血 E_3 值: 孕 36~41 周的正常下限为: 40nmol/L。

(3) 尿 E/C 比值

> 15 : 正常。

10~15 : 警戒值。

< 10 : 危险值。

(4) 人胎盘催乳素 (human placental lactogen, HPL): 妊娠晚期孕妇血中 HPL 持续低于 4mg/ml 或突然下降 50%, 提示胎儿危险。

四、胎儿窘迫

1. 胎心率 > 160 次 /min 或 < 110 次 /min。

2. 胎动计数 ≤ 3 次 /h 或 ≤ 10 次 /12h; 或突然减少 50% 以上, 是胎儿的危险信号。

3. 羊水性状

(1) 量减少。

(2) 混浊

1) Ⅰ°: 浅绿色, 质薄。

2) Ⅱ°: 绿色, 质厚。

3) Ⅲ°: 棕黄色, 质厚糊状。

羊水粪染在妊娠晚期常见, 不是胎儿窘迫的依据。但羊水粪染如合并胎儿窘迫, 可能引起胎儿胎粪吸入, 则后果严重。

4. 胎儿头皮血测定(产时进行)

项目	pH	PaO$_2$/mmHg	PaCO$_2$/mmHg	处理
正常	7.25~7.35	15~30	35~55	继续观察
可疑缺氧	7.20~7.25	10~15	55~60	纠正胎儿缺氧
胎儿酸中毒	<7.20	<10	>60	立即结束分娩

5. 电子胎心监护

包括无应激试验(non-stress test, NST)和宫缩负荷试验[宫缩应激试验(contraction stress test, CST)、催产素激惹试验(oxytocin challenge test, OCT)、乳头刺激试验(nipple test, NT)]。

(1)胎心基线

• 正常值:

1)胎心率: 110~160 次/min。

2)胎心基线变异: 6~25 次/min。

3)胎心基线摆动频率: ≥3~5 周期/min。

• 异常表现:

1)基线率异常：心动过缓或心动过速。

• 胎儿心动过速：胎心 >160 次 /min，历 10 分钟。

• 胎儿心动过缓：胎心 <110 次 /min，历 10 分钟。

2)基线变异减少或消失：≤ 5 次 /min。

3)基线显著变异：>25 次 /min。

4)无胎动或胎动后胎心无增速反应：无反应型。

(2)加速

• 32 周前：≥10 次 /min。持续时间：≥10 秒，<2 分钟。

• 32 周后：≥15 次 /min。持续时间：≥15 秒，<2 分钟。

(3)减速：从开始出现到最低点的时间≥30 秒。

1)早期减速：伴随宫缩出现，与宫缩起始、结束同步，与宫缩峰谷相对。

2)晚期减速：延迟于宫缩的起始和结束。

3)变异减速：和宫缩之间无规律，胎心下降≥ 15 次 /min，持续≥ 15 秒，<2 分钟。

4)延长减速：胎心下降≥ 15 次 /min，持续≥ 2 分钟，<10 分钟。

5)反复性减速：观察 20 分钟内，≥50% 的宫缩都伴发减速。

6)间歇性减速：观察 20 分钟内，<50% 的宫缩伴发减速。

(4)正弦波形：基线呈平滑的类似正弦波样摆动，频率固定 3~5 周期 /min，持续≥ 20 分钟。

(5) NST 的评估和处理

参数	反应型	可疑型	无反应型
基线	110~160 次 /min	100~110 次 /min >160 次 /min <30 分钟	<100 次 /min >160 次 /min ≥30 分钟
变异	6~25 次 /min	≤5 次 /min	≤5 次 /min ≥25 次 /min >10 分钟 正弦波型
减速	无	偶发变异减速 持续 30~60 秒	变异减速 >60 秒 反复变异减速 (≥3 次 /20min)
加速	≥2 次 /20min	<2 次 /20min	<2 次 /40min
处理 建议	继续观察	复查 NST	全面评估胎儿情况 立即终止妊娠

(6) CST/OCT 的评估和处理

项目	I 类	II 类	III 类
基线	110~160 次 /min	心动过缓,变异正常 心动过速	正弦波形

续表

项目	Ⅰ类	Ⅱ类	Ⅲ类
变异	6~25 次 /min	缺失 微小变异 显著变异	缺失伴以下任意一项:
减速	无 早期减速	周期性减速 偶发性减速	反复晚期减速 反复变异减速
加速	有或无	刺激后无加速	心动过缓
处理意见	常规产科处理	持续监护,再评估必要时宫内复苏	立即宫内复苏终止妊娠

6. 胎儿生物物理评分

（1）Manning 五项评分法

项目	2分(正常)	0分(异常)
NST	20 分钟内胎动≥2 次 /min,同时 FHR↑≥15 次 /min,持续≥15 秒	20 分钟内胎动 <2 次 /min,同时 FHR↑<15 次 /min,持续 <15 秒
胎儿呼吸运动（fetal breathing movement,FBM）	30 分钟内≥1 次,持续≥30 秒	30 分钟内缺如或持续 <30 秒
胎动（fetal movement,FM）	30 分钟内≥3 次	30 分钟内 <3 次

续表

项目	2分(正常)	0分(异常)
胎儿肌张力(fetal tone, FT)	≥1次胎儿躯体伸展复屈,手指摊开和合拢	伸展缓慢,复屈不良,或肢体完全伸展,或胎儿完全无活动
羊水量(amniotic fluid volume, AFV)	最大羊水暗区垂直深度≥2cm	无羊水暗区或最大羊水垂直深度<2cm

(2) Vintzileous 六项评分法

项目	2分	1分	0分
NST	20分钟内胎动≥5次/min,同时FHR↑≥15次/min,持续≥15秒	20分钟内胎动2~4次/min,同时FHR↑≥15次/min,持续≥15秒	20分钟内胎动≤1次/min,同时FHR↑≤15次/min,持续≤15秒
FBM	30分钟内≥1次,持续≥60秒	30分钟内至少1次,持续30~60秒	无呼吸运动,或持续<30秒
FM	30秒内≥3次	30秒内1~2次	无活动
FT	至少一次肢体伸直再回到屈曲位或一次脊椎伸直再屈曲		肢体伸直后随即无屈曲,手张开

续表

项目	2分	1分	0分
AFV	最大羊水池垂直深度≥2cm	垂直深度1~1.9cm	垂直深度<1cm
胎盘	Ⅲ级	后位胎盘难以分析	≤Ⅱ级

(3)胎儿生物物理评分及处理原则

评分	胎儿情况	处理原则	终止妊娠指征
8~10分	正常,慢性缺氧可能性少	每周复查1次,GDM、过期妊娠者每周2次	羊水过少
6分	可疑慢性缺氧	24小时内复查	再次评分<6分或羊水过少
4分	可疑慢性缺氧	≥36周:再次评分促宫颈成熟;<36周,L/S<2:24小时内复查	再次评分<6分或羊水过少
0~2分	慢性缺氧非常可能	延长检查时间至20分钟	依胎龄而定

7. 胎儿心电图

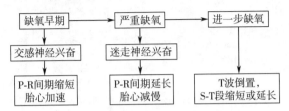

8. 彩色多普勒超声检查

孕龄 / 周	脐动脉			胎儿大脑中动脉	
	收缩峰与舒张末期血流速比（S/D）	搏动指数（PI）	阻力指数（RI）	搏动指数（PI）	阻力指数（RI）
21~24		1.08 ± 0.22	0.64 ± 0.08	2.14 ± 0.79	0.85 ± 0.09
25~26	3.4 ± 0.5	1.02 ± 0.20	0.65 ± 0.06	2.16 ± 0.92	0.84 ± 0.09
27	3.1 ± 0.3	1.00 ± 0.20	0.63 ± 0.07	2.04 ± 0.70	0.83 ± 0.12
28	3.3 ± 0.5	0.95 ± 0.19	0.63 ± 0.07	2.09 ± 0.56	0.83 ± 0.08
29	3.2 ± 0.5	1.00 ± 0.23	0.63 ± 0.08	1.94 ± 0.50	0.81 ± 0.07
30	2.7 ± 0.4	1.01 ± 0.26	0.62 ± 0.07	2.00 ± 0.55	0.82 ± 0.08
31	2.7 ± 0.4	1.02 ± 0.26	0.64 ± 0.09	1.84 ± 0.53	0.79 ± 0.07
32	2.8 ± 0.4	0.95 ± 0.21	0.62 ± 0.07	1.84 ± 0.52	0.79 ± 0.08
33	2.6 ± 0.3	0.93 ± 0.19	0.60 ± 0.08	1.87 ± 0.48	0.81 ± 0.07
34	2.5 ± 0.3	0.90 ± 0.21	0.58 ± 0.09	1.67 ± 0.49	0.78 ± 0.09

续表

孕龄 /周	脐动脉			胎儿大脑中动脉	
	收缩峰与舒张末期血流速比（S/D）	搏动指数（PI）	阻力指数（RI）	搏动指数（PI）	阻力指数（RI）
35	2.5 ± 0.3	0.85 ± 0.16	0.57 ± 0.07	1.65 ± 0.49	0.76 ± 0.07
36	2.4 ± 0.3	0.86 ± 0.48	0.57 ± 0.07	1.54 ± 0.31	0.74 ± 0.06
37	2.2 ± 0.3	0.86 ± 0.16	0.57 ± 0.07	1.47 ± 0.35	0.73 ± 0.08
38	2.2 ± 0.3	0.86 ± 0.20	0.56 ± 0.08	1.43 ± 0.30	0.72 ± 0.07
39	2.2 ± 0.2	0.75 ± 0.15	0.53 ± 0.08	1.41 ± 0.20	0.72 ± 0.07
40	2.2 ± 0.2	0.84 ± 0.16	0.53 ± 0.08	1.32 ± 0.32	0.69 ± 0.08
41	2.2 ± 0.3				
42	2.2 ± 0.4				

孕周 / 周	胎盘动脉床		胎儿肾动脉	
	PI	RI	PI	RI
21~24	0.39 ± 0.24	0.32 ± 0.09	2.39 ± 0.83	0.87 ± 0.09
25~26	0.39 ± 0.13	0.33 ± 0.09	2.20 ± 0.82	0.83 ± 0.10
27	0.42 ± 0.16	0.33 ± 0.09	2.23 ± 0.57	0.89 ± 0.09
28	0.36 ± 0.14	0.29 ± 0.09	2.12 ± 0.53	0.85 ± 0.08
29	0.38 ± 0.10	0.31 ± 0.07	2.19 ± 0.53	0.85 ± 0.08
30	0.38 ± 0.13	0.31 ± 0.08	2.31 ± 0.56	0.86 ± 0.07

续表

孕周/周	胎盘动脉床		胎儿肾动脉	
	PI	RI	PI	RI
31	0.36 ± 0.12	0.30 ± 0.09	2.20 ± 0.62	0.84 ± 0.09
32	0.36 ± 0.12	0.30 ± 0.09	2.21 ± 0.45	0.86 ± 0.07
33	0.38 ± 0.15	0.30 ± 0.08	2.17 ± 0.51	0.84 ± 0.08
34	0.39 ± 0.14	0.30 ± 0.08	2.11 ± 0.51	0.83 ± 0.07
35	0.37 ± 0.12	0.30 ± 0.08	2.00 ± 0.42	0.82 ± 0.07
36	0.36 ± 0.12	0.30 ± 0.08	2.00 ± 0.35	0.82 ± 0.06
37	0.37 ± 0.13	0.30 ± 0.08	1.98 ± 0.37	0.81 ± 0.09
38	0.36 ± 0.10	0.30 ± 0.07	1.97 ± 0.29	0.82 ± 0.06
39	0.36 ± 0.13	0.30 ± 0.09	2.00 ± 0.35	0.82 ± 0.06
40	0.36 ± 0.12	0.30 ± 0.08	2.12 ± 0.58	0.82 ± 0.07

9. 胎儿宫内复苏措施 改变孕妇体位、大流量吸氧、抑制宫缩、停止缩宫素使用、纠正孕妇低血压等,如上述措施无效应紧急终止妊娠。

五、胎儿生长受限

1. 分型

(1)内因均称型。

(2)外因不均称型。

(3)外因均称型。

2. 诊断

(1)确认孕龄:[见第一章产科生理常数(三)孕龄评估]。

(2)判断胎儿生长受限(FGR)。

1)胎儿发育指数 = 宫高(cm)−3(月份 +1)。

发育指数在 −3~+3:正常。

<−3:胎儿生长受限可能性大。

2)B超监测:需测多径线以提高准确率,并有助于判断 FGR 的类型。

双顶径(BPD)(mm)=2× 孕周 +14(±3)

股骨长(FL)(mm)=1.5× 孕周 +14(±3)

腹周径(AC)(cm)= 孕周 −5±2

胸周径(CC)下限(cm)= 孕周 ×0.7−3

其他径线:FL/AC:正常在 0.22~0.24,>0.24,有 FGR 可能。

HC/AC>1.18:提示不均称型 FGR。

六、胎儿超声软指标异常的解读

项目	正常值	异常标准	医学建议
侧脑室增宽	<25周 <8mm；≥25周 <10mm	轻度：10~15mm；重度：>15mm	• 每隔 2~4 周复查 • 胎儿头颅 MRI • 必要时胎儿染色体核型分析 • 建议羊水穿刺排除宫内感染
后颅窝池增宽	<10mm	>10mm	系统彩超、胎儿超声心动图、胎儿染色体核型分析。胎儿三倍体异常尤其是与 18-三体有关，还见于嗜网膜囊肿、Dandy-Walker 畸形等。如无其他异常可随访观察，可行超声及其他影像检查随访观察
脉络丛囊肿 CPC	<10mm，10 周左右出现，26-28 周左右消失，1%~2% 有胎儿染色体异常，主要为 18-三体	• 仔细检查胎儿其他结构，尤其是双手，以发现有无重叠指和紧握拳，注意除外 18-三体 • 出现以下情况时，应考虑行胎儿脐血流或羊水染色体检查 1. 其他部位出现新的畸形 2. 脉络丛囊肿在 28 周后仍不消失 3. 双侧脉络丛囊肿，且两侧囊肿均 ≥10mm 4. 唐氏筛查高危 5. 孕妇年龄 >35 岁	

续表

项目	正常值	异常标准	医学建议
NT	10-14周<2.5mm	≥2.5mm	• 胎儿染色体异常:21-三体、18-三体、13-三体、45,XO(Turner综合征)等 • 非染色体异常:心脏畸形,胎儿水肿,胸腔占位病变,骨骼发育不良,双胎输血综合征的受血儿等
NF	16周后<6mm	≥6mm	
		20周前:NF>5mm	21-三体风险增高,建议羊穿作胎儿染色体检查
心内强回声	单纯性:生理现象	合并其他软指标异常 年龄≥35岁	羊膜腔穿刺术作胎儿染色体检查
鼻骨缺损或发育不良		鼻骨长度<2.5mm缺如	• 是预测21-三体最敏感的指标 • 应行胎儿染色体检查
泌尿系统异常 肾积水	任何孕龄下: <3mm为正常 >8mm为诊断阈值	>32周: 轻:5~8mm 中:9~15mm 重:>15mm	• >11mm:胎儿期及新生儿期监测其进展,产后手术率较高 • >15mm:多与泌尿畸形有关 • 不合并其他畸形:行胎儿染色体检查,超声检查排除其他畸形

续表

项目		正常值	异常标准	医学建议
泌尿系统异常	肾积水	肾盂、输尿管积水	大部分患者出生后 2 年内可自行缓解。部分患者需手术治疗,如果儿童期疾病未得到有效控制,到成人可病情加重,甚至导致肾衰竭。孕妇年龄≥36 岁,21-三体风险增高(单项需结合扩张膀胱不建议羊水穿刺)	• 少数由于先天性尿路狭窄所致,表现为肾积水渐进性加重,需手术治疗 • 超声检测不到羊水平面,膀胱未显示,说明胎儿双肾无功能,胎儿预后不良 • 当一侧肾正常时,单侧梗阻或单侧肾缺如,只要不影响胎儿肾发育,且羊水量正常,能正常生存
		10~14 周时膀胱内径<7mm		
	扩张膀胱		7~15mm:建议介入性产前诊断 >15mm:梗阻性尿道疾病可能性大	

注:胎儿颈后透明层厚度(nuchal translucency,NT);胎儿颈后皮肤厚度(nuchal fold,NF)
不合并其他畸形、染色体核型正常、羊水量在正常范围内,预后好。
<24 周前羊水过少＋肾脏高回声(合并或不合并囊肿),可影响胎儿多系统发育,威胁其生命,需严密监测,有时须行胎儿期干预,预后不乐观。

项目	异常标准	可能的先天异常	医学建议
肠管强回声	1级：回声强度低于髂骨嵴 2级：回声强度与髂骨嵴相同 3级：回声强度高于髂骨嵴	• 胎儿染色体异常 • 胎儿生长受限 • 妊娠早期出血 • 囊性纤维化 • 先天性病毒感染 • 地中海贫血等	2、3级与染色体非整倍体和不良妊娠结局的关系更密切
长骨短	股骨短：测量值/预期值≤0.91 肱骨短：测量值/预期值≤0.89	可作为染色体异常的指标之一，肱骨短比股骨短更有预测价值，仅出现肱骨短比同时出现肱骨和股骨短更有意义，因此测量肱骨长度应成为妊娠中期超声检查的常规项目	
单脐动脉	如果胎儿不伴有其他结构异常，单脐动脉不增加胎儿染色体异常风险，但要动态观察，警惕胎儿心肾发育异常和胎儿生长受限，是胎儿不良结局的重要指标。如果伴发严重胎儿生长受限		

续表

项目	异常标准	可能的先天异常	医学建议
马蹄内翻足	• 应对全身的骨骼及脏器做仔细地检查,排除其他畸形可能,且有必要行胎儿染色体检查。伴有其他部位或器官的严重畸形,预后不良 • 不伴有其他部位和脏器的单纯性足内翻,可于出生后进行矫正治疗		有必要行胎儿染色体检查,且有必要行矫正治疗

注:① 1%~5% 的正常胎儿可能出现胎儿软指标异常

②低危孕妇发现孤立的软指标时,不足以证明异常

③高危孕妇出现单一或多项软指标时则应进一步检查。具体可详细咨询优生优育科医师

第五章

常见产科危重症抢救规程

一、产前出血

1. 常见病因

（1）前置胎盘：完全性（中央性）、部分性、边缘性。

（2）胎盘早剥：轻型、重型。

（3）脐血管前置断裂。

（4）其他：胎盘边缘窦血管破裂，宫颈息肉，阴道静脉扩张破裂，宫颈癌等。

2. 鉴别要点

项目	前置胎盘	胎盘早剥	脐血管断裂
高危因素	• 经产妇，产妇多次人工流产史 • 多胎妊娠 • 高年龄孕妇，肥胖	• 妊娠高血压综合征；外伤；子宫畸形；宫内压骤降； • 叶酸缺乏；吸毒	无明显病因

续表

项目		前置胎盘	胎盘早剥	脐血管断裂
临床表现	诱因	无	常有明显诱因如血压骤升、外伤等	临产后，常见于破膜后
	腹痛	一般不痛	持续性剧痛	临产阵痛
	阴道出血	反复性、显性	隐性、显性	出血量不多
	休克	程度和出血量成正比	重于显性出血量	无
	腹部体征	软、胎位明确	硬、胎位不清	软、胎位明确
	子宫情况	大小符合孕龄	宫底升高，大于孕龄	大小符合孕龄
	胎心改变	出血多时才有改变	消失或听不清	出血后胎心很快消失
	*阴道检查	宫口内可触及胎盘	宫口内无胎盘组织	可触及前置的血管
B超检查		可明确胎盘定位、显示子宫内口和胎盘的关系	胎盘和宫壁间有液性暗区，出血延及胎膜和宫壁间时，可见绒毛膜向羊膜腔突出	可见脐带帆状附着于胎盘下缘

续表

项目	前置胎盘	胎盘早剥	脐血管断裂
产后胎盘检查	胎盘破口距胎盘边缘<7cm。胎盘边缘或部分胎盘母面有凝血块	胎儿娩出后胎盘即随之娩出。胎盘母体面的血块压迹	脐带帆状附着,可见血管断裂

注:*可疑前置胎盘一般通过 B 超检查即可获得明确诊断。只有在决定分娩、充分备血、开放静脉通道并做好急诊手术准备下,才可行阴道检查。检查时通常不将手指伸入宫颈口内,以免引起大出血,可在阴道穹窿部触摸其与胎头间是否有海绵状组织。但如宫口已扩张,也可伸入宫颈口内轻触是否有胎膜存在,如有胎膜,可试行人工破膜,使胎头下降压迫胎盘边缘以止血

3. 前置胎盘

(1)定义:妊娠 28 周后,胎盘仍附着于子宫下段,其下缘达到或覆盖宫颈内口,位置低于胎儿先露部。

(2)分类

1)完全性(中央性):胎盘组织完全覆盖宫内口。

2)部分性:胎盘组织部分覆盖宫内口。

3)边缘性:胎盘附着于子宫下段,边缘达到宫颈内口,但未超越。

4)低置性:胎盘位于子宫下段,边缘极为接近,但未达宫颈内口。

5)凶险型前置胎盘:具备"三前"特征:前次剖宫产、前置胎盘、前壁胎盘。

胎盘附着于原子宫瘢痕部位者,常伴有胎盘植入。

前置胎盘的类型因诊断时期不同而改变,通常按处理前最后一次检查结果而定。

(3)前置胎盘的期待疗法

1)适应证:孕龄不足 36 周,预计胎儿不成熟,阴道出血量少的孕妇。

2)方法

A.注意休息,避免体力活动,禁止性生活,禁阴道或肛门指诊。

B.抑制宫缩。常用药物如下:

药名	用法用量	注意事项
利托君	• 100mg,加入 5% 葡萄糖液 500ml,缓慢静脉滴注,从 5 滴 /min 开始,每 10min 增加 5 滴 /min,直到有效制宫缩。最大滴速 35 滴 /min • 或:50mg 加入 5% 葡萄糖液 50ml,静脉泵入,3ml/h,每 10min 增加 3ml/h,直到有效抑制宫缩。最大速度 21ml/h	• 用药期间监控心率、血压 • 限制液体输入量 <2 000ml/d • 长期用药者监测血钾、血糖、肝功能、超声心动图 • 心率 >120 次 /min,应减慢滴速 • 心率 >140 次 /min,应停药并心电监护

续表

药名	用法用量	注意事项
硫酸镁	• 用法同子痫前期 • 冲击量:25% 硫酸镁 16ml,加入 5% 葡萄糖液 100ml,30~60min 内滴完 • 维持量:1~2g/h 速度滴注 12h	32 周前应用可作为胎儿中枢神经系统保护,一般用药不超过 48h
硝苯地平	起始量 20mg 口服,以后 10~20mg/ 次,每 6~8h 一次,根据宫缩情况调整	本药可引起血压下降,不可和硫酸镁同用
阿托西班	• 0.9ml,静脉推注(>1min) • 9.1ml+N.S 36.4ml 静脉泵入 12ml/h • 10ml+N.S 40ml 静脉泵入 4ml/h 维持	• 副作用少,母胎安全性高 • 治疗时间不超过 48h • 总用量不超过 330mg
吲哚美辛	• 50~100mg 阴道或直肠给药,或口服 • 维持量:25mg/ 次,每 6h 一次,维持 48h	• 限于 32 周前短期使用 • 用药期间监测羊水量和胎儿动脉导管血流

C. 促胎肺成熟:地塞米松 6mg/ 次,肌内注射,每 12 小时 1 次,共 2 天。

或:倍他米松 12mg/ 次,肌内注射,每 24 小时 1 次,共 2 天。

D. 纠正贫血：必要时需输血（Hb<70g/L），每天间断吸氧 20min/ 次，以提高对产时出血的耐受力。

E. 预防感染。

F. 加强对胎儿的监护。可行羊水检查了解胎儿成熟度。

(4)终止妊娠时机和分娩方式

1)阴道出血量多，可能危及孕妇生命，不论孕龄大小，胎儿能否成活，都应及时终止妊娠。

2)无阴道出血，定期 B 超复查胎盘位置，根据前置胎盘的类型决定终止妊娠的时机。

3)完全性前置胎盘：一般要以剖宫产终止妊娠。

A. 孕龄达 36 周以上，胎儿成熟度检查提示胎肺成熟者。

B. 胎龄 34~36 周，出现胎儿窘迫征象。

C. 电子胎儿监护发现胎心异常，胎肺未成熟者，促胎肺成熟后终止妊娠。

D. 胎儿已死，或难以存活的严重畸形，如无脑儿，随时终止妊娠。

4)边缘性或部分性前置胎盘

A. 无阴道出血可等待自然临产。

B. 临产后宫口内可触及胎膜而无活动性出血：人工破膜。

C. 期待过程或产程中出血量多、短期内不能自然分娩：紧急剖宫产。

剖宫产时注意事项：①充分备血。②具有子宫切除能力的医师在场。③术前 B 超了解胎盘附着部位，子宫切口尽量避开胎盘，避免穿透胎盘引起胎儿失血。④胎儿娩出后尽早使用子宫收缩剂，如卡前列素氨丁三醇；及时启动产后出血防治预案。⑤宫腔水囊填塞可用于前置胎盘引起的子宫下段出血。

(5)凶险型前置胎盘

1)诊断

A.临床特点：①有剖宫产史。②孕中晚期出现无痛性阴道流血。③中央型前置胎盘患者孕晚期若无异常阴道流血应警惕完全性胎盘植入。④先露高浮。⑤胎产式异常。

B.辅助检查

a.影像学：建议对于怀疑胎盘植入患者可采取两步法提高诊断准确性，即首先使用超声诊断，如果诊断不明确则采用 MRI 诊断。

b.B 超检查：瘢痕子宫孕妇孕 20 周应行 B 超检查确定胎盘位置。如果胎盘位于前壁、到达宫颈内口，应该严密超声随访注意识别是否存在胎盘植入子宫瘢痕处。

项目	黑白超声	彩色多普勒超声	三维多普勒超声
超声学检查	• 胎盘后低回声区消失	• 广泛性或者局灶性胎盘实质内腔隙血流	• 正面观整个子宫浆膜面与膀胱区血管丰富

续表

项目	黑白超声	彩色多普勒超声	三维多普勒超声
超声学检查	• 胎盘后低回声区不规则 • 膀胱壁与子宫浆膜层的强回声线变薄、中断 • 局部团块突向膀胱 • 胎盘内出现"干酪"样无回声区 • 子宫轮廓凸出	• 伴湍流※的血池 • 膀胱子宫浆膜交界面出现多血管 • 胎盘周围血管明显扩张	• 侧面观胎盘部位血管丰富 • 侧面观胎盘小叶及绒毛间循环分界不清，血管分支杂乱
MRI	• 胎盘内出现异质性信号强度 • T$_2$加权相上出现黑色条带		

※ 湍流：指收缩期峰值血流速度 >15cm/s

超声诊断胎盘植入的 5 条标准(经腹或经阴道超声)：
◇ 胎盘后低回声带消失。
◇ 膀胱线中断或消失。
◇ 胎盘陷窝,内见高速血流。
◇ 胎盘基底部异常增生的血管。
◇ 跨越胎盘的血管。
符合 2 条以上,考虑重型胎盘植入。

胎盘植入超声评分量表(北京大学第三医院,2016 年)

项目	0分	1分	2分
胎盘位置	正常	边缘或低置	完全性前置
胎盘厚度 /cm	<3	3~5	>5
胎盘后低回声带	连续	局部中断	消失
膀胱线	连续	中断	消失
胎盘陷窝	无	有	融合成片,伴"沸水征"
胎盘基底部血流	血流规则	血流增多、成团	出现"跨界"血管
宫颈血窦	无	有	融合成片,伴"沸水征"
宫颈形态	完整	不完整	消失
剖宫产史	无	1 次	≥2 次

注:总分 <5 分:粘连型　　　常规术前准备,配血

5~10 分:植入型　　　多学科准备,大量输血准备

\>10 分:穿透型可能性大

C. 生化检查:AFP 明显升高,在排除胎儿畸形、胎盘内出血等情况下,应考虑胎盘植入。该方法特异性不高,仅作为筛查用。

2)处理:一旦确诊,必须转诊到有母儿抢救条件的医

疗机构。

A. 治疗原则：根据患者阴道流血量、有无休克、妊娠周数、胎儿是否存活、是否临产等因素综合判定，决定期待治疗或立即终止妊娠。

B. 期待治疗：①抑制宫缩，延长孕龄，促胎肺成熟，提高围产儿生存能力。②纠正贫血，提高孕妇对失血的耐受力。③无出血的前置胎盘患者以严密观察为主，尽量不使用药物治疗。

C. 终止妊娠的时机：①无出血：≥ 36 周。②大出血危及母儿生命：随时急诊剖宫产。③分娩方式：以择期剖宫产为佳。

D. 围手术期管理：①充分沟通，风险共担。②术前充分备血。③建立良好的静脉通道，如中心静脉置管。④选择经验丰富的产科医师及麻醉医师。⑤有条件可在术前安放腹主动脉球囊以备必要时阻断子宫血流。

切口选择：①腹部切口：宜选择下腹正中纵切口以利于术野暴露及抢救。②子宫切口：选择在胎盘较薄处，迅速取出胎儿，减少胎儿失血，或者选择子宫体部切口避开胎盘。

E. 预防膀胱、输尿管损伤的措施：①膀胱内充盈生理盐水明确膀胱界限。②术前通过膀胱镜安置输尿管支架。③进腹后尽量下推膀胱反折腹膜，以免大出血切除子宫时误伤膀胱。

完全植入性前置胎盘的处理：将胎盘完全留在子宫

内,迅速缝合子宫切口并行子宫切除。

部分植入性前置胎盘的处理:①保守性手术治疗:植入部分楔形切除。胎盘植入局部搔刮并用可吸收线8字缝扎出血点。宫腔填塞术(纱布填塞、宫腔水囊压迫等)。盆腔血管结扎术(三步结扎法)。子宫动脉栓塞术。②子宫切除术。

对完全植入性前置胎盘不可盲目徒手剥离胎盘,防止严重出血危及产妇生命。

4. 胎盘早剥

(1)定义:妊娠20周后或分娩期,正常位置的胎盘在胎儿娩出前,部分或全部从宫壁剥离。

(2)分级(Page分级)

临床表现	0度	I度	II度	III度
阴道出血	无(胎盘后小凝血块)	有	可有	可有
强直性宫缩、疼痛	无	可有	有	明显、板样硬
休克	无	无	无	失血性
凝血功能障碍	无	无	无	可有
胎儿窘迫	无	无	有或死亡	死亡

(3)高危因素

1)产妇有血管病变:妊娠高血压综合征、糖尿病等。

2)机械因素:外伤、脐带过短、脐带绕颈。

3)子宫内压力骤降:羊水过多孕妇破膜时,双胎之一娩出时等。

4)其他:高龄、多产、接受辅助生殖技术助孕、吸烟、吸毒、叶酸缺乏等。

(4)治疗措施

1)纠正休克。

2)纠正凝血功能异常。

3)胎儿监测:可疑胎盘早剥者,连续胎心监护以及时发现胎盘早剥。

(5)分娩方式的选择

1)阴道分娩

A.胎儿已死亡或严重缺陷,孕妇生命体征尚平稳,无其他产科情况,首选阴道分娩。

B.胎儿存活,产程进展良好,估计短时间内能结束分娩者,可选择阴道分娩。

方法:人工破膜,促进产程进展;慎用缩宫素。

2)剖宫产

A.32周以上,胎儿存活,胎盘早剥Ⅱ度以上。

B.阴道分娩过程中,出现胎儿窘迫征象。

C.人工破膜后产程无进展。

D.近足月的轻度胎盘早剥。

E.合并其他产科指征。

F.Ⅲ级胎盘早剥,产妇病情恶化危及生命,且短时间内不能经阴道分娩,不论胎儿是否存活,均应立即剖宫产。

5. 产前出血的诊断和处理流程

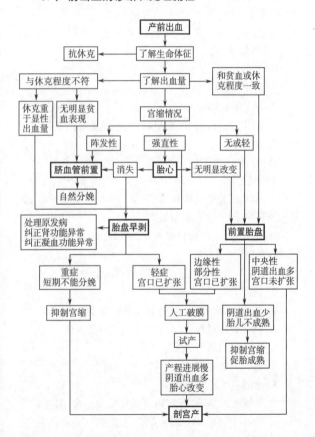

二、产后出血

1. **定义**　胎儿娩出后 24 小时内失血量超过 500ml，剖宫产时超过 1 000ml。

(1)严重产后出血:胎儿娩出后 24 小时内出血量≥1 000ml。

失血速度:>150ml/min。

　　　　　>50% 全血容量 /3h。

　　　　　≥全身血容量 /24h。

(2)难治性产后出血:指经宫缩剂、持续性子宫按摩或按压等保守措施无法止血，需要外科手术、介入治疗，甚至切除子宫的严重产后出血。

2. **病因、鉴别及处理措施**

病因	好发因素		出血特征	止血措施
宫缩乏力	全身因素	全身性疾病、体弱、精神紧张	阵发性出血，加强宫缩可有效止血	**加强宫缩** • **药物**:缩宫素、前列腺素、麦角新碱 • **物理**:按摩子宫、冰敷 • **手术**:盆腔血管结扎术、子宫压迫缝扎术
	产科并发症	子痫前期、前置胎盘、胎盘早剥		
	产程异常	滞产、急产、产程长		
	子宫过度膨胀	巨大胎儿、羊水过多、多胎妊娠		
	子宫因素	多产、子宫瘢痕、畸形		

续表

病因	好发因素		出血特征	止血措施
宫缩乏力	药物	麻醉剂、镇静剂、宫缩抑制剂		
	羊膜腔内感染			
软产道损伤	会阴、阴道、宫颈裂伤	胎儿过大、多产、急产、头盆不称、助产	搏动性出血,血色鲜红	及时发现并修补软产道损伤
	子宫破裂	梗阻性难产、子宫瘢痕、剖宫产子宫切口延裂		
	子宫内翻	第三产程处理不当,急产、胎儿坠地	伴剧烈腹痛	返纳内翻的子宫
胎盘因素	胎盘残留、滞留、粘连、植入	多次流产、多产、宫腔感染史、瘢痕部位胎盘植入	阵发性,如宫缩乏力性出血	• 加强宫缩 • 人工剥离胎盘 • 宫腔填塞术 • 子宫全切术
凝血功能障碍	全身性疾病、严重产科并发症	血液系统疾病、重症肝炎、妊娠期急性脂肪肝、重度子痫前期、羊水栓塞、胎盘早剥、产科休克晚期	持续性出血,不凝固	• 治疗原发病 • 纠正凝血功能障碍

3. 产后出血预测评分

项目	0 分	1 分	2 分	3 分
妊娠高血压综合征	无	妊娠期高血压	子痫前期	重度子痫前期
人工流产史	无	1 次	2 次	≥3 次
宫底高度	<32cm	≥32cm	≥35cm	≥40cm
孕晚期出血	无			有
血小板计数		79×10^9/L	$< (4.9~20) \times 10^9$/L	$<20 \times 10^9$/L
产程图	正常	潜伏期或活跃期延长	潜伏期活跃期停滞	
分娩方式	自然产	助产	剖宫产	
第三产程	<10 分钟	10~14 分钟	15~19 分钟	≥20 分钟

注:总分≥5 分,或单项评分≥3 分者,产后出血机会增加;>7 分者,产后出血预测率可达 90%

4. 根据休克指数估计出血量

休克指数(shock index, SI)= 脉率 ÷ 收缩压(mmHg)

休克指数	失血量 /ml	估计失血量占血容量比
0.5	血容量正常	
0.9	<500	<20%

休克指数	失血量 /ml	估计失血量占血容量比
1	1 000	20%
1.5	1 500	30%
≥2	≥2 500	≥50%

妊娠末期总血容量的简易计算方法:

非孕期体重(kg)×7%×(1+40%)

或:非孕期体重(kg)×10%

5. **纠正休克的几项指标**　①收缩压>100mmHg。②脉搏<100 次 /min。③血细胞比容>30%。④尿量<30ml/h。

6. **补液原则**　先快后慢,先晶体后胶体,见尿补钾,15~20 分钟内可快速输入 1 000ml,在第一小时内至少输入 2 000ml,输液 20~30 分钟后休克有改善,可以正常速度继续输液,否则应进一步处理,如输血等。

7. **补液成分参考表**

失血量	晶体	胶体	血液
<20%	晶体或右旋糖酐		
20%~40%	3	1	0.5
41%~80%	3	1	1
>80%	3	1	1.5~ ≥2

8. 根据中心静脉压及血压情况补液

CVP	SBP	可能原因	处理方式
低	低	血容量不足	尽速尽量补液补血
低	正常	血容量轻度不足	适当补液补血
正常	低	血容量不足或心功能不全	冲击试验: 快速输液 100~200ml/15~20min
正常	低		CVP / SBP / 提示 — 见下表
高	低	• 血容量相对过多 • 心排血量能力下降	• 控制输液量, 纠正酸中毒 • 强心, 给氧, 心肌营养剂
高	正常	• 末梢循环过度收缩 • 肺循环阻力加大	控制输液量及速度 利尿, 血管扩张剂

子表（正常/低行内）:

CVP	SBP	提示
不变	上升	血容量不足: 继续补液
上升	不变	心功能不全: 强心

注: 中心静脉压 (central venous pressure, CVP); 收缩压 (systolic blood pressure, SBP)

9. 纠正代谢性酸中毒的公式

需 5% 碳酸氢钠量 =（正常 CO_2CP 50% – 测得 CO_2CP）× $0.5×$ 体重（kg）

需 11.2% 乳酸钠量 =（正常 CO_2CP 50% – 测得 CO_2CP）× $0.3×$ 体重（kg）

10. 产后出血的抢救措施

（1）保证输液通道的通畅，建立 2~3 条静脉通道。

（2）呼叫抢救团队、迅速形成抢救小组，岗位分工，保证抢救的有序进行。

（3）监测生命指标，准确记录各种用药和输液量。

（4）判断出血原因，针对病因采取有效的止血措施：

1）宫缩乏力

A. 宫缩剂：缩宫素，麦角新碱，前列腺素制剂如米索前列醇、卡前列甲酯、卡前列素氨丁三醇等。

B. 机械物理方法：按摩子宫，压迫腹主动脉，腹部冰敷，宫腔填塞（水囊或纱布）。

C. 手术止血：

◇ 子宫肌层多点缝扎止血。

◇ 子宫压迫缝扎法：B-Lynch 缝扎术（背带式缝扎术）；Hayman 缝扎术等。

◇ 盆腔血管结扎术：子宫血管结扎（三步结扎法）：

• 单侧 / 双侧子宫动脉上行支缝扎术。

• 单侧 / 双侧子宫动脉下行支缝扎术。

• 单侧 / 双侧卵巢子宫血管吻合支结扎术。

◇髂内动脉缝扎术：难治性盆底渗血、腹膜后血肿、宫颈或阔韧带出血。

◇次全 / 子宫全切术。

◇介入疗法：子宫动脉栓塞。

2）胎盘因素

A. 胎盘滞留：Brandt Andrews 手法娩出胎盘：一手执脐带使之不回缩，另一手于耻骨联合上方向上推压宫体以使宫壁和胎盘间发生错位而剥离。

B. 胎盘粘连：手剥或钳夹胎盘。

C. 胎盘植入：不必勉强剥出。

• 植入面积小：行植入部位子宫肌切除术以保留生育能力。

• 盆腔血管结扎、介入治疗等。

• 出血凶猛者：子宫全切术。

3）软产道损伤：主要是深部损伤，不易发现或缝合困难，注意检查软产道，特别是阴道穹窿部、宫颈上方、子宫下段。

A. 子宫破裂：开腹修补或切除子宫。

B. 子宫内翻：子宫返纳术，术后宫腔填塞并滴注缩宫素以防再次内翻。

C. 缝合要点：第一针一定要超过断裂端顶 0.5cm 以上，以防血管回缩形成血肿。

4）凝血功能障碍：①治疗原发病。②按凝血功能异常进行相应的治疗（详见本节"六、产科弥散性血管内凝血"）。

11. 产后出血防治及病因判断

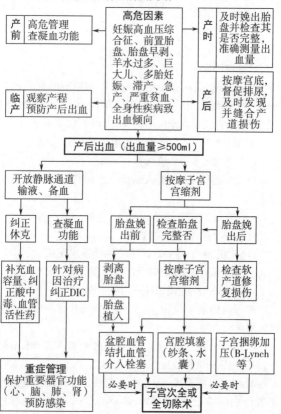

12.《产后出血预防和处理指南》推荐抢救规程

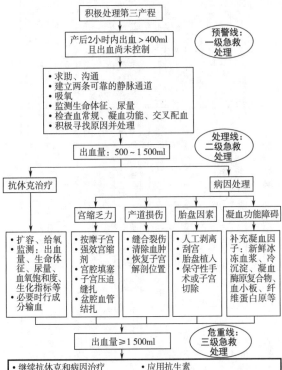

积极处理第三产程

产后2小时内出血 > 400ml
且出血尚未控制

预警线：
一级急救
处理

- 求助、沟通
- 建立两条可靠的静脉通道
- 吸氧
- 监测生命体征、尿量
- 检查血常规、凝血功能、交叉配血
- 积极寻找原因并处理

出血量：500 ~ 1 500ml

处理线：
二级急救
处理

抗休克治疗

病因处理

宫缩乏力

产道损伤

胎盘因素

凝血功能障碍

- 扩容、给氧
- 监测：出血量、生命体征、尿量、血氧饱和度、生化指标等
- 必要时行成分输血

- 按摩子宫
- 强效宫缩剂
- 宫腔填塞
- 子宫压迫缝扎
- 盆腔血管结扎

- 缝合裂伤
- 清除血肿
- 恢复子宫解剖位置

- 人工剥离刮宫
- 胎盘植入
- 保守性手术或子宫切除

补充凝血因子：新鲜冰冻血浆、冷沉淀、凝血酶原复合物、血小板、纤维蛋白原等

出血量≥1 500ml

危重线：
三级急救
处理

- 继续抗休克和病因治疗
- 呼吸管理、维持氧气输送
- 容量治疗：晶体、胶体和输血
- DIC治疗：凝血因子
- 血管活性药物和纠正酸中毒治疗
- 应用抗生素
- 必要时子宫动脉或子宫切除
- 重要脏器功能保护：心、脑、肺、肾等
- 重症监护：麻醉科、血液科、ICU等

三、妊娠晚期及分娩期严重并发症的鉴别和处理

项目		先兆子宫破裂	子宫破裂	胎盘早剥
有关病因		• 宫缩过强 • 宫缩剂应用不当 • 梗阻性难产	• 同先兆子宫破裂 • 瘢痕子宫 • 外伤	• 重度子痫前期 • 宫内压骤减，不恰当的产科操作、脐带过短、外伤
临床表现	腹痛	宫缩强而频繁	撕裂样剧痛后突然缓解，继而全腹弥漫性痛	持续性腹痛，无间歇
	出血、休克	有间歇阴道出血少，无明显休克症状	阴道出血少，但迅速出现休克状态	休克程度重于显性出血量
	腹部体征	子宫下段升高，压痛明显，病理性缩复环，腹部呈葫芦形	胎体清晰可及，典型者腹部出现三"包块"，有明显压痛，反跳痛	腹部板样硬，宫底升高，压痛，反跳痛明显。胎位不清
	胎心	胎心存在或异常	胎心迅速消失	早剥面 >1/3 时，胎心可能消失
	其他	排尿困难、血尿	排尿困难、血尿	常合并胎窘、DIC
B超检查		无特殊发现	胎儿游离于腹腔。一侧见缩小的子宫，腹腔积血	胎盘后血肿、胎膜与胎盘绒毛向羊膜腔内突出
处理原则		• 抑制宫缩； • 立即剖宫产	纠正休克，立即剖宫产。视破口情况，有无感染及生育要求等决定是否保留子宫	纠正休克，注意 DIC 根据病情轻重，宫口扩张情况，胎儿存活与否决定分娩方式

*：腹部三包征：排到腹腔的胎儿；缩小于腹腔一侧的子宫；充盈的膀胱

四、妊娠高血压综合征

1. 诊断标准

项目		发病时间(孕龄)	血压标准/mmHg	器官功能受损表现	产后血压恢复
妊娠期高血压	轻度	20周以后	≥140/≥90	无	<12周
	重度	20周以后	≥160/≥110	无	
子痫前期		20周以后	≥140/≥90	● 蛋白尿≥0.3g/24h 或≥(+)(可无蛋白尿); ● 重度子痫前期伴以下任意一项: 1) 持续性 BP≥160/≥110mmHg,间隔4h以上; 2) 血小板<100×10⁹/L; 3) 肝功能损害,血清转氨酶水平为正常值2倍以上,严重持续性右上腹疼痛或上腹疼痛不能用其他疾病解释,或二者均存在; 4) 肾功能损害:血肌酐>1.1mg/dl 或无其他肾脏疾病时肌酐浓度为正常值的2倍以上;	病程长,肾功能损害重者,高血压可存在时间可能延长

续表

项目	发病时间(孕龄)	血压标准/mmHg	器官功能受损表现	产后血压恢复
子痫前期			5)肺水肿; 6)新发生的中枢神经系统异常等视觉障碍	
子痫	20周以后	≥140/≥90	子痫前期基础上发生不能用其他原因解释的强直性抽搐(也可无子痫前期)	≥12周
慢性高血压并子痫前期	20周以前	≥140/≥90	20周后出现子痫前期表现	
妊娠合并慢性高血压	20周以前	≥140/≥90	无	≥12周

注:(1)蛋白尿。尿蛋白≥0.3g/24h或尿蛋白/肌酐比值≥0.3,或随机尿蛋白≥(+),大量蛋白尿(≥5g/24h)既不作为评判子痫前期严重程度的标准,亦不作为终止妊娠的指征。

(2)高血压的诊断标准为同一手臂至少出现两次,收缩压≥140mmHg,或舒张压≥90mmHg;首次发现血压升高,应间隔4h以上复测。对严重高血压孕妇,即收缩压≥160mmHg和/或舒张压≥110mmHg者,同隔数分钟重复测定后即可诊断。

持续性重度高血压:高血压急性发作,持续>15min,也称为高血压急症。

2. 治疗原则

(1)基本原则:降压、解痉、镇静等,密切监测母胎情况,适时终止妊娠。

(2)根据病情轻重、分类,个体化治疗。

1)妊娠期高血压:休息、镇静、监测母胎情况,酌情降压。

2)子痫前期:镇静、解痉、有指征的降压、利尿,密切监测母胎情况,适时终止妊娠。

3)子痫:控制抽搐,病情稳定后终止妊娠。

4)妊娠合并慢性高血压:降压为主,注意子痫前期的发生。

5)慢性高血压并子痫前期:兼顾慢性高血压和子痫前期的治疗。

3. 治疗措施

(1)一般治疗

治疗地点的选择:

1)妊娠期高血压、子痫前期:可门诊治疗。

2)重度子痫前期/子痫:住院治疗。

3)保证充足睡眠,必要时睡前口服地西泮 2.5~5mg。但不建议绝对卧床。

4)营养:充足蛋白质和热量、不限盐。

(2)药物治疗

1)降压

A.目的:预防子痫、心脑血管意外和胎盘早剥等严重母胎并发症。

B. 降压指征

- 收缩压≥160mmHg/舒张压≥110mmHg：必须降压。
- 收缩压≥150mmHg/舒张压≥100mmHg：建议降压。
- 收缩压140~150mmHg/舒张压90~100mmHg：不建议降压。
- 孕前已用降压药者：继续降压。

C. 目标血压

- 无并发脏器功能损伤：130~155/80~105mmHg。
- 并发脏器功能损伤：130~139/80~89mmHg。
- 控制血压≥130/80mmHg。

D. 常用降压药

药物	作用特点及适应证	主要不良反应	禁忌证
拉贝洛尔	起效快，降压作用平稳，不降低肾及胎盘灌注，不引起血压过低，可抗血小板凝集并促胎肺成熟	眩晕、乏力、幻觉、胃肠道障碍、口干、头发麻刺感。少数患者可发生体位性低血压	心脏传导阻滞，心动过缓，颅内出血，支气管哮喘
硝苯地平	松弛平滑肌，扩张动脉及冠状动脉，降压作用缓和，对静脉张力几乎无影响，不降低心排血量	可能出现水肿、头晕头痛、面部充血、便秘、腹泻等，严重反应可出现心肌梗死、充血性心力衰竭、肺水肿	• 并发心力衰竭，心动过速，高钾禁用 • 与镁合用可致心肌抑制，慎用

续表

药物	作用特点及适应证	主要不良反应	禁忌证
尼莫地平	选择性扩张脑血管,对解除脑血管痉挛作用强于身体其他部位血管。此外尚具有保护和促进记忆、促进智力恢复的作用	• 血压下降(与药物剂量有关)、肝炎、皮肤刺痛、胃肠道出血 • 血小板减少、个别患者的血小板数升高 • 偶见一过性头晕、头痛、面潮红、呕吐、胃肠不适、血糖升高等	• 脑水肿及颅内压增高患者慎用 • 肝功能损害者慎用 • 避免与β-阻断剂或其他钙拮抗剂合用
酚妥拉明	扩张血管而降低周围血管阻力,降低心脏后负荷	直立性低血压,心动过速或心律失常,鼻塞、恶心、呕吐等	肾功能不全者,低血压、胃炎或胃溃疡禁用
甲基多巴(可乐定)	兴奋血管中枢的α受体,从而抑制外周交感神经,降低血压	嗜睡,眩晕,口干,心动过缓,腹胀便秘,一过性肝功能损害	肝肾功能损害,溶血性贫血,抑郁症、帕金森病患者慎用

续表

药物	作用特点及适应证	主要不良反应	禁忌证
硝酸甘油	同时扩张动、静脉，降低前后负荷，主要用于合并心力衰竭、高血压急症	面部潮红、眩晕、心动过速和跳动性头痛。大剂量引起呕吐、烦躁不安、视力减弱、低血压、昏厥，偶见发绀及高铁血红蛋白血症、呼吸损害、心动过缓	严重低血压、低血容量、严重贫血、缩窄性心包炎、颅内压升高或脑出血患者禁用；严重肝、肾功能损害及早期心肌梗死患者慎用
硝普钠	短效快速降压药，是子痫前期高血压急症时最后选择的降压药，只在其他降压药不能起作用时选用	低血压。长时间应用可致氰化物蓄积中毒，出现心动过速、过度换气、心律失常、高铁血红蛋白血症等	• 产前用药不超过24h • 脑供血不足，甲状腺功能减退患者慎用，肝损害患者禁用

E. 紧急降压方案

拉贝洛尔方案	硝苯地平
拉贝洛尔 20mg，i.v.（慢，2min 以上）	硝苯地平 10mg，口服
↓10min 无改善	↓20min 无改善
40mg，i.v.（慢，2min 以上）	20mg，口服
↓10min 无改善	↓20min 无改善
80mg，i.v.（慢，2min 以上）	20mg，口服
↓10min 无改善	↓20min 无改善

续表

拉贝洛尔方案	硝苯地平
肼屈嗪 10mg,i.v.(慢,2min 以上)	**拉贝洛尔** 10mg,i.v.(慢,2min 以上)
↓ 20min 无改善	↓10min 无改善
请心内科、麻醉科、重症医学科、母胎医学科会诊	请心内科、麻醉科、重症医学科、母胎医学科会诊

F. 降压后监测

血压控制在 160/110mmHg 以下后,继续监测血压:

- 每 10 分钟监测 1 次——持续 1 小时;
- 每 15 分钟监测 1 次——持续 1 小时;
- 每 30 分钟监测 1 次——持续 1 小时;
- 每小时监测 1 次。

2)解痉:硫酸镁是预防、治疗子痫的一线用药。

A. 硫酸镁的用药指征和反指征

用药指征	反指征
• 控制子痫抽搐及防止再抽搐 • 预防重度子痫前期发展为子痫 • 子痫前期临产前预防子痫	• 心脏传导阻滞,心肌损害 • 严重肾功能不全,肌酐清除率 <20% • 肾功能损害、重症肌无力患者慎用或减量使用

B. 给药方案

- 首剂 4~6g,加入 25% 葡萄糖液 20ml 中静脉推注(15~20 分钟)。

或 4~6g,加入 5% 葡萄糖液 100ml 中静脉滴注(15~20 分钟)。

- 维持量:1~2g/h。
- 24 小时总量:不超过 25g。
- 用药时限:一般不超过 5 天。
- 产前未用硫酸镁者,产程中可以使用,并维持至产后 24~48 小时。
- 硫酸镁不可作为降压药使用。

C. 硫酸镁血浓度和临床效应的关系

血镁浓度	临床效应
0.7~1.2mmol/L	生理浓度
1.8~3.0mmol/L	有效治疗浓度
3.5~5mmol/L	中毒浓度
4mmol/L	膝腱反射消失
5~7.5mmol/L	呼吸停止
>7.5mmol/L	心跳停止

D. 硫酸镁治疗时需观察的临床指标(使用硫酸镁必备条件)

- 呼吸 ≥ 16 次 /min;
- 尿量 ≥ 17ml/h 或 ≥ 400ml/24h;
- 膝腱反射存在;
- 备有 10% 葡萄糖酸钙;
- 定时监测血镁浓度;
- 肾功能不全时要减量或停用;

- 有条件应行心电监护；
- 长时间用药需补钙。

E. 硫酸镁过量的处理：10% 葡萄糖酸钙 10ml，稀释后静脉推注（5~10 分钟）。

3）镇静剂

A. 指征：应用硫酸镁无效或有禁忌证时，用镇静剂预防和控制子痫。

B. 常用镇静剂

药物	作用	不良反应	用法用量
地西泮	• 镇静、抗惊厥、肌松作用强 • 对围产儿影响小	1h 用量 >30mg，可发生呼吸抑制	• 2.5~5mg，t.i.d. 或睡前口服 • 10mg 肌内注射或缓慢静脉推注（>2min）
冬眠合剂 • 哌替啶100mg • 氯丙嗪50mg • 异丙嗪50mg	解痉降压、控制子痫抽搐	• 可使血压急剧下降，使肾及子宫胎盘血供减少，致胎儿缺氧 • 对母儿肝脏有一定损害	1/3~1/2 量肌内注射或加入 5% G.S 250ml 中缓慢静脉滴注
苯巴比妥钠	镇静、抗惊厥、控制抽搐较好	可致胎儿呼吸抑制，分娩前 6 小时慎用	• 子痫发作：0.1g，肌内注射 • 预防子痫：30mg，t.i.d. 口服

4)利尿

A. 指征:不主张常规利尿。只在下列情况下酌情使用:

- 全身水肿、肺水肿、急性心力衰竭。
- 可疑脑水肿,如剧烈头痛、恶心、呕吐等。
- 肾功能不全。
- 严重低蛋白血症伴腹水者应先补充白蛋白后脱水。

B. 常用脱水剂

- 呋塞米:首选,但长时间应用要注意监测血电解质。
- 甘露醇:为渗透性利尿剂,主要用于脑水肿。
  甘露醇禁忌证:心力衰竭、潜在心力衰竭、肾功能不全时禁用。
- 甘油果糖:用于肾功能损伤患者。

(3)适时终止妊娠

1)终止妊娠时机

妊娠期高血压子痫前期	可期待至 37 周		
重度子痫前期	<24 周	病情不稳定	建议终止妊娠
	24~28 周	根据母胎情况及当地母胎诊治能力决定是否期待治疗	
	28~34 周	病情稳定	期待治疗并转诊至具备早产儿救治能力的医疗机构

重度子痫前期		病情不稳定	积极治疗 24~48 小时仍不稳定:终止妊娠
	≥34 周	胎儿成熟	考虑终止妊娠
子痫	抽搐控制		即可终止妊娠

早发型重度子痫前期(<34 周)终止妊娠的指征:

- 出现持续不适症状或严重高血压。
- 子痫、肺水肿、HELLP 综合征。
- 发生严重肾功能不全或凝血功能障碍。
- 胎盘早剥。
- 孕周太小无法存活的胎儿。
- 胎儿窘迫。

2)剖宫产指征

- 病情危重需马上终止妊娠而估计短时间内不能自然分娩者。
- 血压过高,或合并脑水肿、心功能不全、肺水肿等严重并发症,阴道分娩进气可能导致颅内出血等严重并发症者。
- 具有上述终止妊娠指征但未临产或宫颈未成熟者。
- 合并羊水过少、胎儿窘迫等不能耐受分娩者。
- 合并其他产科指征需行剖宫产者。
- 重度子痫前期如产程进展缓慢应酌情放宽剖宫产指征。

4. 子痫抢救规程

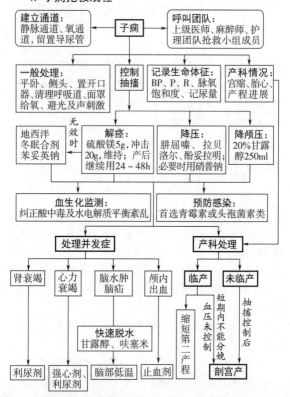

5. HEELP 综合征

(1) HEELP 综合征 (hemolysis, elevated liver function

and low platelet count syndrome)：以溶血、肝酶升高、血小板减少为特点，其诊断标准如下：

1）血管内溶血：①血清总胆红素 ≥20.5μmol/L。②血清结合珠蛋白 <250mg/L。

2）肝酶升高：①ALT ≥40U/L 或 AST ≥70U/L。②ADH 升高。

3）血小板降低：血小板 <100×10⁹/L。

(2) 分级：根据血小板降低程度分三级。

1）Ⅰ级：血小板 ≤50×10⁹/L。

2）Ⅱ级：血小板 (50~100)×10⁹/L。

3）Ⅲ级：血小板 (100~150)×10⁹/L。

(3) 鉴别诊断

项目	HEELP综合征	血栓性血小板减少性紫癜	溶血性尿毒症综合征	妊娠期急性脂肪肝
主要损害器官	肝脏	神经系统	肾脏	肝脏
妊娠期	中、晚期	中期	产后	晚期
血小板	↓	↓	↓	正常 / ↓
PT/APTT	正常	正常	正常	↓
纤维蛋白原	正常	正常	正常	↓↓
溶血	正常 / ↑	↑	↑	↑
血糖	正常	正常	正常	↓
肌酐	+	+	+	+/−

(4)治疗

1)肾上腺皮质激素。①应用指征:血小板≤50×10^9/L。②用法:地塞米松 10mg 肌内注射,每 12 小时 1 次,产后继续应用 3 次。

2)输注血小板。指征:①血小板≤50×10^9/L,且迅速下降伴凝血功能障碍应备血及血小板。②血小板≤20×10^9/L,或剖宫产时,或伴出血应输浓缩血小板及新鲜冻干血浆。

(5)终止妊娠

1)指征:①孕龄≥34 周。②胎儿已成熟。③胎儿窘迫。④先兆肝破裂。⑤病情恶化。⑥孕龄 <34 周,胎儿未成熟:保守治疗,促胎肺成熟,48h 后终止妊娠。

2)分娩方式:取决于产科因素。

3)麻醉方式:局部浸润麻醉或全身麻醉,避免阻滞麻醉或硬膜外麻醉。

五、羊水栓塞

1. 识别

(1)前驱症状:憋气、呛咳、呼吸急促、心慌、胸痛、寒战、头晕、恶心、呕吐、乏力、麻木、针刺样感觉、焦虑、烦躁、精神状态的改变及濒死感等。

(2)发生在胎儿娩出前的,胎心电子监护可显示胎心减速、胎心基线变异消失等异常;严重的胎儿心动过缓可为羊水栓塞的首发表现。

2. 临床表现 由于被累及的器官与系统不同,AFE的临床表现具有多样性和复杂性。全身器官均可受损,除心、肺功能衰竭及凝血功能障碍外,肾脏和中枢神经系统是最常受损的器官和系统,存活的 AFE 孕产妇可出现肾衰竭和中枢神经系统功能受损等表现。

3. 诊断

(1)以下 5 条需全部符合

1)急性发生的低血压或心搏骤停。

2)急性低氧血症:呼吸困难、发绀或呼吸停止。

3)凝血功能障碍:有血管内凝血因子消耗或纤溶亢进的实验室证据,或临床上表现为严重的出血,但无其他可以解释的原因。

4)上述症状发生在分娩、剖宫产术、刮宫术或是产后短时间内(多数发生在胎盘娩出后 30 分钟内)。

5)对于上述出现的症状和体征不能用其他疾病来解释。

(2)当其他原因不能解释的急性孕产妇心、肺功能衰竭伴以下一种或几种情况:低血压、心律失常、呼吸短促、抽搐、急性胎儿窘迫、心搏骤停、凝血功能障碍、孕产妇出血、前驱症状(乏力、麻木、烦躁、针刺感),可考虑为羊水栓塞(amniotic fluid embolism,AFE)。这不包括产后出血但没有早期凝血功能障碍证据,其他原因的心肺功能衰竭者。

4. 羊水栓塞救治流程

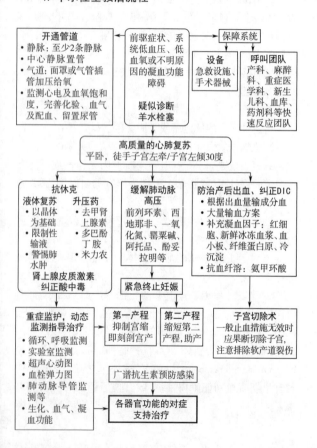

六、产科弥散性血管内凝血

1. 常见病因

(1)胎盘早剥。

(2)羊水栓塞。

(3)重度子痫前期。

(4)死胎滞留、过期流产。

(5)子宫破裂。

(6)休克后期。

(7)各种感染。

(8)严重合并症,如重症肝炎,合并白血病。

(9)溶血性输血反应。

2. 临床诊断

(1)有前述引起弥散性血管内凝血(disseminated intra-vascular coagulation,DIC)的原发疾病。

(2)出血倾向,如皮肤针眼出血、血尿、子宫阴道出血等。

(3)器官功能损害表现,如肝、肾功能障碍,颅内出血等。

(4)抗凝治疗有效。

3. 实验室检查

(1)传统的 DIC 实验室诊断标准

项目	检查项目	正常参考值	诊断 DIC 值
筛选	• 血小板计数	$(250 \pm 50) \times 10^9/L$	$\leq 150 \times 10^9/L$
试验	凝血酶原时间	$(12.0 \pm 1)s$	$\geq 15s$ 或较对照延长 3s
	纤维蛋白原	2.0g/L	$\leq 1.5g/L$

续表

项目	检查项目	正常参考值	诊断 DIC 值
纤溶试验	• 纤维蛋白降解物(FDA)	<20μg/ml	≥20μg/ml
	• 优球蛋白溶解时间	>120min	<120min
	• 3P 试验	阴性	阳性:高凝;阴性:纤溶

注:三项筛选试验结果异常即可诊断,若只有两项异常则要参照纤溶试验一项

(2)其他检验方法

1)试管法凝血时间(全血凝块试验):①<6 分钟凝固,纤维蛋白原一般 >1.5g/L。②>6 分不凝固,纤维蛋白原约 1~1.5g/L。③>30 分钟不凝固,纤维蛋白原 <1g/L。

2)纤维蛋白溶解试验:将正常人已凝固的血 2ml,加入患者的血 2ml 中,静置 30~40 分钟,如正常人的血凝块破碎,提示纤溶亢进。

3)抗凝血因子Ⅲ(AT-Ⅲ):AT-Ⅲ减少可诊断并可作为抗凝血疗效的指标。

4)D- 二聚体:正常值:<75μg/L。DIC 时,其平均水平可达 2 000μg/L 以上。

(3)全国止血和血栓会议规定的实验室检查标准:同时有以下三项以上的异常。

1)血小板 <100 × 10⁹/L,或进行性下降,或两项以上

血小板活化产物升高。

2）血浆纤维蛋白含量<1.5g/L，或进行性下降，或>4g/L。

3）3P 试验阳性或 FDP>20mg/L 或 D- 二聚体水平升高（阳性）。

4）凝血酶原时间缩短或延长 3 秒以上，或动态变化或 APTT 延长 10 秒以上。

5）纤溶酶原含量及活性降低。

6）AT- Ⅲ含量及活性降低。

7）血浆因子Ⅷ活性 <50%。

（4）中国弥散性血管内凝血诊断积分系统（Chinese DIC Scoring System，CDSS）

中华医学会血液学分会血栓与止血学组（2014 年）

项目	积分项			分数 / 分
存在导致 DIC 的原发病				2
临床表现	• 不能用原发病解释的严重或多发出血倾向			1
	• 不能用原发病解释的微循环或休克			1
	• 广泛性皮肤、黏膜栓塞，灶性缺血性坏死，脱落及溃疡形成，不明原因的肺、肾、脑等脏器功能衰竭			1
实验室检查	血小板计数	• 非恶性血液病	$\geqslant 100 \times 10^9$/L	0
			$(80\sim<100) \times 10^9$/L	1
			$<80 \times 10^9$/L	2
			24h 内下降≥50%	1
		• 恶性血液病	$<50 \times 10^9$/L	1
			24h 内下降≥50%	1

续表

项目	积分项		分数 / 分
实验室检查	D- 二聚体	<5mg/L	0
		5~<9mg/L	2
		≥9mg/L	3
	PT 及 APTT 延长	• PT 延长 <3s 且 APTT 延长 <10s	0
		• PT 延长≥3s 且 APTT 延长≥10s	1
		• PT 延长≥6s	2
	纤维蛋白原	≥1.0g/L	0
		<1.0g/L	1

注：非恶性血液病，每日计分 1 次，≥7 分时可诊断为 DIC；

恶性血液病，临床表现第一项不参与评分，每日计分 1 次≥6 分时可诊断为 DIC

4. 治疗和抢救

(1) 去除病因

1) 尽快娩出胎儿及其附属物。

2) 控制感染。

3) 必要时需果断切除子宫。

(2) 改善微循环，纠正酸中毒。

(3) 及时处理心、肺、脑、肾等重要器官功能障碍。

(4) 针对 DIC 的不同阶段采取相应的措施（见产科 DIC 抢救规程）。

（5）产科 DIC 抢救规程

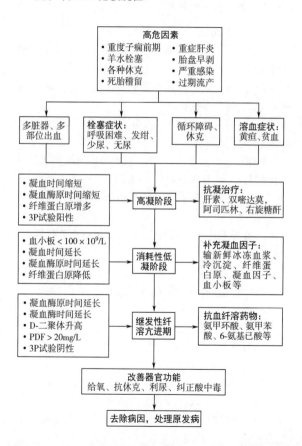

高危因素
- 重度子痫前期
- 羊水栓塞
- 各种休克
- 死胎稽留
- 重症肝炎
- 胎盘早剥
- 严重感染
- 过期流产

多脏器、多部位出血

栓塞症状：呼吸困难、发绀、少尿、无尿

循环障碍、休克

溶血症状：黄疸、贫血

- 凝血时间缩短
- 凝血酶原时间缩短
- 纤维蛋白原增多
- 3P试验阳性

高凝阶段

抗凝治疗：肝素、双嘧达莫、阿司匹林、右旋糖酐

- 血小板 < $100 × 10^9$/L
- 凝血时间延长
- 凝血酶原时间延长
- 纤维蛋白原降低

消耗性低凝阶段

补充凝血因子：输新鲜冰冻血浆、冷沉淀、纤维蛋白原、凝血因子、血小板等

- 凝血酶原时间延长
- 凝血酶时间延长
- D-二聚体升高
- PDF > 20mg/L
- 3P试验阴性

继发性纤溶亢进期

抗血纤溶药物：氨甲环酸、氨甲苯酸、6-氨基己酸等

改善器官功能
给氧、抗休克、利尿、纠正酸中毒

去除病因，处理原发病

七、妊娠合并心脏病

1. 心功能分级

(1) Ⅰ级:一般体力活动不受限,运动后不产生心慌、气短等不适。

(2) Ⅱ级:一般体力活动轻度受限,运动后心慌、气短、胸闷、乏力,休息后症状消失。

(3) Ⅲ级:体力活动严重受限,轻微活动即感心慌、气短、胸闷,休息后好转。

既往有过心力衰竭,不论现在心功能情况如何(除外已手术解除心力衰竭病因)均属Ⅲ级。

(4) Ⅳ级:不能进行任何体力活动,休息时仍感心慌、气短等不适。

2. 妊娠期心脏负荷最大、容易发生心力衰竭的 3 个重要阶段

(1) 孕 32~34 周。

(2) 分娩期(第一产程末、第二产程)。

(3) 产后 72 小时内。

3. 心脏病患者不宜妊娠的情况

(1) 心脏病变复杂或较重。

(2) 心功能Ⅲ~Ⅳ级。

(3) 有极高孕产妇死亡和严重母儿并发症风险者。

(4) 年龄 35 岁以上,心脏病病程较长者。

(5) 可能进行心脏手术矫治者,建议孕前行心脏手术,

由心脏科和产科医师共同行妊娠风险评估，患者充分知情下决定是否妊娠。

4. 入院观察、治疗的指征

(1) 出现任何合并症。

(2) 出现早期心力衰竭表现

1) 轻微活动后感胸闷、气急。

2) 休息时心率达 110 次/min，呼吸 >20 次/min。

3) 夜间阵发性呼吸困难。

4) 肺底少量湿啰音，咳嗽后不消失。

(3) 出现明显心力衰竭症状和体征：心慌、气短、痰中带血、颈静脉怒张、肝大等。

(4) 孕期顺利者，孕 36~38 周入院待产。

5. 终止妊娠时机

(1) 出现严重心脏并发症或心功能下降。

(2) 心功能Ⅰ级但妊娠风险高：32~36 周终止，但必须严密监护，必要时提前终止。

(3) 属禁忌妊娠者，一旦诊断应立即终止妊娠。

6. 哺乳建议

(1) 低风险且心功能Ⅰ级：可哺乳。

(2) 严重心脏病：人工喂养。

(3) 使用华法令者：人工喂养。

7. 妊娠期抗心律失常用药

心律失常类型		药物选择
房性	房性期前收缩	洋地黄类
	室上性心动过速	普萘洛尔,维拉帕米,普罗帕酮,普鲁卡因胺
	心房扑动、颤动	维拉帕米,普萘洛尔,奎尼丁,普鲁卡因胺
室性	室性期前收缩	奎尼丁,普萘洛尔,普鲁卡因胺
	室性心动过速	利多卡因,普鲁卡因胺,奎尼丁
	心室颤动	利多卡因,溴苄胺

8. 直流电复律的能量选择

(1)阵发性室上性心动过速:50~100J。

(2)心房扑动:50~100J。

(3)心房颤动:100~200J。

(4)室性心动过速:100J。

(5)心室颤动:200~400J。

9. 产科急性心力衰竭抢救规程

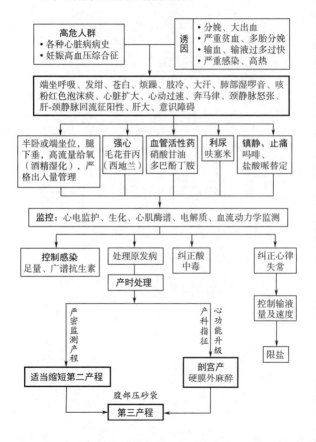

高危人群
• 各种心脏病病史
• 妊娠高血压综合征

诱因
• 分娩、大出血
• 严重贫血、多胎分娩
• 输血、输液过多过快
• 严重感染、高热

端坐呼吸、发绀、苍白、烦躁、肢冷、大汗、肺部湿啰音、咳粉红色泡沫痰、心脏扩大、心动过速、奔马律、颈静脉怒张、肝-颈静脉回流征阳性、肝大、意识障碍

半卧或端坐位，腿下垂，高流量给氧（酒精湿化），严格出入量管理

强心
毛花苷丙（西地兰）

血管活性药
硝酸甘油
多巴酚丁胺

利尿
呋塞米

镇静、止痛
吗啡、
盐酸哌替定

监控：心电监护、生化、心肌酶谱、电解质、血流动力学监测

控制感染
足量、广谱抗生素

处理原发病
产时处理

纠正酸中毒

纠正心律失常
控制输液量及速度
限盐

严密监测产程
适当缩短第二产程

心功能升级
产科指征
剖宫产
硬膜外麻醉

腹部压砂袋
第三产程

八、围产期心肺脑复苏规程

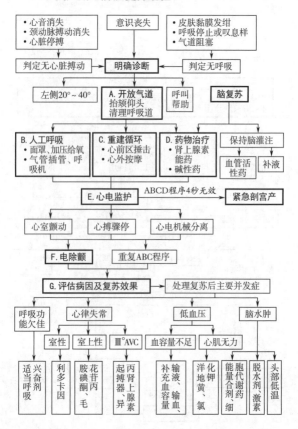

九、产科常用急救药品配制速查

常用急救药品配制表见表 5-1,常用静脉泵药简易计算公式见表 5-2,子宫活性药见表 5-3。

表 5-1 常用急救药品配制表

	药名	规格	配制	滴速	备注
缓解肺动脉高压	罂粟碱	1ml:30mg	30mg+10% G.S 20ml	缓慢静脉推注	
	氨茶碱	2ml:250mg	250mg+10% G.S 20ml	缓慢静脉推注	
	阿托品		1mg+10% G.S 20ml	缓慢静脉推注	
	酚妥拉明	1ml:10mg	50mg+N.S 45ml	维持:静脉泵入	• 起始:100μg/min • 常用:300~500μg/min
	西地那非		每次 20mg,口服或鼻饲或胃管给药,t.i.d.		
抗休克	去甲肾上腺素	1ml:2mg	见表 5-2	静脉泵入	0.1~2μg/(kg·min)
	多巴酚丁胺	1ml:20mg	见表 5-2	静脉泵入	1~20μg/(kg·min)
	米力农	5ml:5mg	首剂:2.5mg (2.5ml),缓慢静脉推注(5~10min 推完)	维持:静脉泵入	0.25~1ml/h

续表

	药名	规格	配制	滴速	备注
抗休克	多巴胺	2ml：20mg	40mg+10% G.S 250ml 静脉滴注	维持：静脉泵入	1~20μg/(kg·min)
降压	乌拉地尔	5ml：25mg	10~15mg，缓慢静脉推注		初始：2mg/min，维持：9mg/h
强心	西地兰	2ml：0.4mg	首剂 0.4mg + 5% G.S 20ml	缓慢静脉推注	

表 5-2 常用静脉泵药简易计算公式

药名	规格	配制剂量(/50ml)	泵速	常用剂量(kg/min)	极量(kg/min)	备注
多巴胺	20mg：2ml	体重 × 3mg	1μg	1~20μg		40mg+10% G.S 250ml 静脉滴注
多巴酚丁胺	20mg：2ml	体重 × 3mg	1μg	1~20μg		

续表

药名	规格	配制剂量(/50ml)	泵速	常用剂量(kg/min)	极量(kg/min)	备注
去甲肾上腺素	2mg：1ml	体重×0.3mg	0.1μg	0.1~0.5μg		
米力农	5mg：5ml	体重×3mg	1μg	0.25~1μg		首剂：2.5mg(2.5ml)，缓慢静脉推注(5~10min推完)
硝普钠	50mg	体重×3mg	1μg	0.5~3μg	10μg	
硝酸甘油	5mg：1ml	体重×0.3mg	0.1μg	0.1~2μg		

注：以每50ml计，药物剂量 = 体重 ×3（mg），泵速 1ml/h = 1μg/（kg·min）

表 5-3　子宫活性药

药名	规格	配制每50ml	起始泵速	维持或递增	备注
利托君	50mg∶5ml	50mg	3ml/h	每10min增加3ml/h直到有效抑制宫缩	极量：21ml/h
硫酸镁	2.5g∶10ml	10g		5~7.5ml/h	冲击量5g+5% G.S 100ml,i.v.10~30分钟滴完
阿托西班	37.5mg∶5ml	37.5mg	6.75mg i.v.,1min以上	第二剂：24ml/h×3h 第三剂：8ml/h×45h	

第六章

妊娠合并症

一、糖尿病合并妊娠和妊娠糖尿病

1. 高危因素

孕妇因素	孕前体重超重或肥胖 年龄 >35 岁 多囊卵巢综合征
家族史	糖尿病家族史(特别是一级亲属中有 2 型糖尿病者)
妊娠分娩史	• 不良孕产史:不明原因的死胎、死产、流产史、围产儿死亡史、新生儿呼吸窘迫综合征史;分娩畸形胎儿史 • 分娩大于胎龄儿史 • 羊水过多史 • 妊娠糖尿病病史
本次妊娠情况	• 胎儿偏大 • 羊水过多 • 反复外阴阴道假丝酵母菌病或泌尿道感染 • 孕期反复空腹尿糖阳性

2. 诊断

(1)糖尿病合并妊娠(孕前糖尿病)

符合以下任意一项：

1）孕前已确诊糖尿病。

2）有糖尿病高危因素者：首次产检应排除糖尿病，达到以下任何一项标准者可诊断为糖尿病合并妊娠：

A. 空腹血糖（fasting blood glucose，FBG）≥7.0mmol/L。

B. 口服葡萄糖耐量试验（oral glucose tolerance test，OGTT）：餐后 2 小时血糖 ≥ 11.1mmol/L。

C. 伴有典型高血糖或高血糖危象症状，同时任意血糖 ≥ 11.1mmol/L。

D. 糖化血红蛋白（HbA1c）≥6.5%。

（2）妊娠糖尿病

1）有条件的医疗机构、所有尚未被诊断为糖尿病的孕妇：75g 口服葡萄糖耐量试验（OGTT）。

A. 时间：妊娠 24~28 周，28 周以后初诊孕妇首诊时。

B. 方法：OGTT 前夜晚餐后禁食 8 小时以上。正常体力活动，正常饮食（每天进食碳水化合物不少于 150g）3 天以上。检查期间静坐、禁烟。

C. 结果判断

时点	血糖值
空腹	5.1mmol/L
餐后 1 小时	10.0mmol/L
餐后 2 小时	8.5mmol/L

以上任何一点达标即可诊断。

2)高危人群或医疗资源缺乏地区:妊娠 24~28 周先查空腹血糖。

FPG 值	判读
≥5.1mmol/L	直接诊断 GDM
4.4~5.1mmol/L	尽快 OGTT
≤4.4mmol/L	暂不 OGTT

(3)高危人群首次 OGTT 正常者,必要时孕晚期复查。

3. 糖尿病分级

A 级

• A1 级:经控制饮食,空腹血糖<5.3mmol/L;餐后 2 小时血糖<6.7mmol/L。

• A2 级:经控制饮食,空腹血糖≥5.3mmol/L;餐后 2 小时血糖≥6.7mmol/L。

B 级:显性糖尿病,20 岁以后发病,病程<10 年。

C 级:发病年龄 10~19 岁,或病程达到 10~19 年。

D 级:10 岁前发病,病程≥20 年,或合并单纯性视网膜病。

F 级:糖尿病性肾病。

R 级:眼底有增生性视网膜病变或玻璃体积血。

H 级:冠状动脉粥样硬化性心脏病。

T 级:有肾移植史。

4. 糖尿病患者可否妊娠的指标

(1)未经治疗的 D 级以上糖尿病,不宜妊娠。H、T级:不宜妊娠。

(2)器质性病变较轻、血糖控制良好者:在积极治疗、严密监护下继续妊娠。

5. 妊娠期血糖控制标准

时点	血糖目标值	
	GDM	PGDM
空腹	≤5.3mmol/L	3.5~5.6mmol/L
餐前30分钟	≤5.3mmol/L	3.5~5.6mmol/L
餐后1小时	≤7.8mmol/L(特殊情况下测)	5.6~7.1mmol/L
餐后2小时	≤6.7mmol/L	
夜间	≥3.3mmol/L	3.5~5.6mmol/L
HbA1c	<5.5%	<6.0%

6. 孕期监护

糖尿病合并妊娠者:

(1)孕早期:每周检查 1 次直至孕 10 周。

(2)孕中期:每 2 周检查 1 次;每 1~2 个月检查肾功能、糖化血红蛋白、眼底变化。

(3)孕 32 周后:每周产检 1 次,必要时提早住院。

7. 糖尿病昏迷的鉴别

昏迷类型	发病	病史	体征	实验室指标
低血糖昏迷	突然	进食少,胰岛素过量,产后无减量	瞳孔放大,心率加快,出汗	血糖 <2.78mmol/L,尿糖阴性
酮症酸中毒昏迷	1~24h	三多一少,恶心、呕吐,腹痛,胰岛素量不足或突然停药	轻、中度脱水,酸中毒大呼吸	血糖 16.67~33.3mmol/L,尿糖 3+,尿酮 3+,血 pH 下降,血酮 >10mmol/L
非酮症高糖高渗性昏迷	1~14天	老年失水,用利尿剂、激素,透析,摄入糖过多,5% 无糖尿病史	严重脱水,血压下降,胎心突然消失	血糖 >44.4mmol/L,尿糖 3+,尿酮 (-),血浆渗透压 >340mOsm/L
乳酸酸中毒昏迷	1~24h	肝、肾病病史,服苯乙双胍史	深大呼吸,皮肤潮红发热,深度昏迷	血乳酸 >5mmol/L,阴离子间隙 >18mmol/L,NaHCO_3<20mmol/L

8. 饮食疗法的热卡计算

总日需热卡量:按标准体重 35kcal/(kg·d),相当于 1 800~3 500kcal/d。

$$标准体重 = 身高(cm) - 105$$
$$= (身高 - 100) \times 0.9$$

<1 200kcal/d:易发生酮症,可影响胎儿大脑发育。

三大营养素分配:(C:P:F)=(50~60):(20~25):(25~30)强调少食多餐,每天分 5~7 餐。

9. 低血糖标准

(1)孕妇:<4.0mmol/L。

(2)新生儿

- 轻度:<2.22mmol/L。
- 中度:<1.68mmol/L。
- 重度:<1.1mmol/L。

10. 合并酮症的处理

(1)补液:纠正低血容量,常用生理盐水或 5% 葡萄糖溶液。

(2)小剂量胰岛素持续静脉滴注

1)血糖 >16.6mmol/L:RI 0.2~0.4U/kg 静脉注射,然后 RI 加入生理盐水输入,4~6U/h,或 0.1U/(kg·h)。

2)血糖降至 ≤ 13.9mmol/L:胰岛素加入 5% 葡萄糖溶液(2~4g 葡萄糖 + 胰岛素 1U)静脉滴注,酮体转阴后改皮下注射。

3)停胰岛素标准:血糖 ≤ 11.1mmol/L,尿酮体阴性,可平稳过渡到餐前皮下注射。

(3)监测血糖:①每小时监测 1 次血糖。血糖降至 ≤ 13.9mmol/L。②降糖目标:每小时下降 3.9~5.6mmol/L 或超过用药前 30%。③纠正水、电解质紊乱及酸中毒。

(4)持续胎儿监护。

11. 分娩时机

(1)不需要胰岛素治疗的妊娠糖尿病孕妇,无母儿并发症:严密监测到预产期,未自然临产者采取措施终止妊娠。

(2)妊娠前糖尿病及需要胰岛素治疗妊娠糖尿病,血糖控制良好者:严密监测到 39 周终止妊娠。血糖控制不满意者及时收住院。

(3)有母儿合并症、血糖控制不满意、伴血管病变、合并重度子痫前期、严重感染、胎儿生长受限、胎儿窘迫:适时终止妊娠,必要时促胎肺成熟。

12. 选择性剖宫产的指征

(1)糖尿病伴严重微血管病变。

(2)合并其他产科指征:如怀疑巨大胎儿、胎盘功能不良、胎位异常等。

(3)放宽剖宫产指征的条件

1)妊娠期血糖控制不好。

2)胎儿偏大。

3)既往有死胎、死产史者。

13. 分娩期胰岛素剂量调整

(1)剖宫产

1)术前 1 天:停止晚餐前胰岛素。

2)术日:停止皮下注射所有胰岛素,根据空腹血糖静滴胰岛素,按 3~4g 葡萄糖加 1U 胰岛素配制,以 2~3U/h 速度持续静滴,控制血糖水平在 6.7~10.0mmol/L。

3)术后每 2~4 小时监测 1 次血糖直到饮食恢复。

(2)阴道分娩:临产后即停止胰岛素皮下注射,改静脉滴注。

血糖水平	胰岛素用量	输液种类	配伍液体 + 胰岛素
<5.6mmol/L	0U/h	5% G.S 或乳酸林格液	不加胰岛素
5.6~7.8mmol/L	1U/h	5% G.S 或乳酸林格液	500ml+4U
7.8~10.0mmol/L	1.5U/h	0.9%N.S	500ml+6U
10.0~12.2mmol/L	2U/h	0.9%N.S	500ml+8U
≥12.2mmol/L	2.5U/h	0.9%N.S	500ml+10U

1)滴速:125ml/h。

2)产后:胰岛素减量至分娩前的 1/3~1/2。并根据空腹血糖水平调整。

14. 产后随访　6~12 周复查 OGTT。

二、妊娠合并甲状腺疾病

1. 妊娠期甲状腺功能筛查和处理

(1)筛查时机:妊娠 8 周前,支持妊娠前开展甲状腺功能筛查。

(2)筛查内容:促甲状腺激素(thyroid stimulating hormone,TSH)、血清游离甲状腺素(FT$_4$)、甲状腺过氧化物酶抗体(thyroid peroxidase antibody,TPO-Ab)。

(3)妊娠期甲状腺功能参考值

TSH 上限:4.0mIU/L;

　　　下限:0.1mIU/L。

(4) 筛查结果解读及治疗建议

检查项目			意义	处理	监测
TSH	TPOAb	FT$_4$			
<0.1mIU/L ↓	+	↑	临床甲状腺功能亢进 Graves 病	抗甲状腺药物治疗：抗甲状腺药物 (antithyroid drug, ATD)，T1期首选丙基硫氧嘧啶 (propy-lthiouracil, PTU)	• T1期：每2周监测甲状腺功能1次 • T2、T3期：每2~4周监测1次 • 评估胎儿甲状腺功能亢进风险
		正常	亚临床甲状腺功能亢进		
	–	正常或轻度↑	亚临床甲状腺功能亢进、妊娠甲状腺功能亢进综合征	支持治疗，纠正水、电解质紊乱	
>4mIU/L ↑	+/–		临床甲状腺功能减退	L-T$_4$ 50~100μg/d	监测 TSH

续表

检查项目			意义	处理	监测
TSH	TPOAb	FT₄			
↑ 2.5~4mIU/L	+	正常	亚临床甲状腺功能减退	L-T₄ 25~50μg/d	接受辅助生殖的建议 L-T₄ 治疗控制 TSH<2.5mIU/L
	−	正常		不推荐治疗	
	+	正常	单纯性自身抗体阳性	不推荐治疗	监测 TSH，每 4 周一次
	−	↓	单纯性低甲状腺素血症	不推荐 L-T₄ 治疗	查病因：缺铁？缺碘？碘过量？
正常	+	正常	有不明原因流产史	L-T₄ 25~50μg/d	
	−	正常	正常	无需进一步处理	

2. 妊娠期临床甲状腺功能减退症

(1)诊断标准:血清 TSH>妊娠期参考值上限(97.5[th]);
FT_4<妊娠期参考值下限(2.5[th])。

(2)治疗:血清 TSH>4mIU/L,无论 FT_4 是否降低,均
要按临床甲状腺功能减退症处理。

1)治疗目标

• 妊娠前:TSH<2.5mIU/L。

• 妊娠早期:TSH 0.1~2.5mIU/L。

• 妊娠中期:TSH 0.2~3.0mIU/L。

• 妊娠晚期:TSH 0.3~3.0mIU/L。

2)选药:左旋甲状腺素 L-T_4,不用三碘腺原氨酸 T_3
或干甲状腺片。

3)剂量:妊娠期 L-T_4 替代量应增加 25%~30%,根据
血清 TSH 水平调整剂量达治疗目标。

(3)监测

• 1~20 周:每 4 周监测 1 次。

• 26~32 周:每 2 周监测 1 次。

• 产后:6 周复查并调整 L-T_4 剂量。

3. 妊娠期亚临床甲状腺功能减退症

(1)诊断标准:血清 TSH>妊娠期特异参考值上限
(97.5[th]);FT_4 在妊娠期参考值范围内(2.5[th]~97.5[th])。

(2)治疗

1)TSH>4mIU,不论甲状腺过氧化物酶抗体(TPO-
Ab)是否阳性,都给予 L-T_4 50~100μg/d 治疗。

2)TSH>2.5mIU,甲状腺过氧化物酶抗体(TPO-Ab)阳性应给予 L-T$_4$ 25~50μg/d 治疗。

4. 单纯低甲状腺素血症

(1)诊断标准

1)血清 TSH 正常。

2)FT$_4$<妊娠期参考值范围的 10th 或 5th。

3)甲状腺自身抗体阴性。

(2)治疗:不推荐 L-T$_4$ 治疗。

5. 单纯甲状腺自身抗体阳性

(1)诊断标准:TPO-Ab 大于参考值上限,不伴有 TSH 升高和 FT$_4$ 降低。

(2)处理:定期监测 TSH,妊娠前半期每 4~6 周查一次,26~32 周至少检测一次。

不推荐 L-T$_4$ 治疗。

如有不明原因自然流产病史者建议给予 L-T$_4$ 25~50μg/d 治疗。

6. 妊娠期甲状腺毒症

(1)诊断标准

1)妊娠早期 TSH<0.1mIU/L:甲状腺毒症可能,进一步查 FT$_4$、TT$_3$、促甲状腺激素受体抗体(thyroid stimulating hormone receptor antibody,TRAb)、TPO-Ab 等。

2)TSH<0.1mIU/L,FT$_4$ 高于妊娠特异参考值,排除妊娠期甲状腺功能亢进症后,诊断甲状腺功能亢进。

(2)抗甲状腺药物治疗

1)妊娠早期:优先选丙基硫氧嘧啶(PTU)。

2)妊娠中、晚期:优先选择甲巯咪唑(methimazole,MMI)。

3)哺乳期:首选 MMI,哺乳后服用。安全剂量:20~30mg/d。

4)不推荐抗甲状腺药物和 L-T$_4$ 联合治疗。

5)禁止摄入 ^{131}碘。

7. 妊娠期甲状腺功能亢进症

(1)支持疗法:纠正水、电解质紊乱。

(2)抗甲状腺药物治疗:不主张。

(3)手术治疗:不建议采用。如确实需要,最佳手术时机:妊娠中期的后半期。

(4)监测

1)首选:FT$_4$,ATD 治疗期间,每 2~6 周监测 TSH、FT$_4$ 一次。

2)目标:接近或轻度高于参考值上限。

3)毒性弥漫性甲状腺肿(Graves 病)患者:在妊娠 20~24 周测定 TRAb。

4)TRAb 高滴度患者:妊娠中期开始监测胎儿心率,超声检查胎儿甲状腺体积。

8. 产后甲状腺炎

(1)产后 1 年内发病,持续 6~12 个月。

(2)典型表现:甲状腺毒症期、甲状腺功能减退期、恢复期。

(3)非典型病例:甲状腺毒症期、甲状腺功能减退期。

(4)妊娠早期 TPO-Ab 阳性孕妇,30%~90% 发生 PPT。

(5)甲状腺毒症期:不给予抗甲状腺药物(ATD)治

疗。可用 β- 受体阻滞剂(如普萘洛尔),尽量使用最小剂量、最短疗程。

(6)随访:每 1~2 个月复查一次 TSH,目的是及时发现甲状腺功能减退。

(7)甲状腺功能减退期:L-T$_4$ 治疗,每 1~2 个月复查一次 TSH。

(8)6~12 个月后开始并减量,哺乳期不减量。

(9)发病 8 年内每年复查 TSH,以及时发现永久性甲状腺功能减退。

9. 甲状腺功能亢进患者妊娠时机选择

(1)孕前甲状腺功能亢进患者在甲状腺功能控制至正常并平稳后再考虑妊娠。

(2)使用 ^{131}碘治疗者至少在碘治疗结束 6 个月以上才能妊娠。

(3)备孕期甲状腺功能亢进妇女建议使用 PTU 取代 MMI。

(4)服药期间受孕者可暂停用药,结合病史、甲状腺肿大小、治疗疗程、孕前 ATD 剂量、最近甲状腺功能化验结果、TRAb 水平和其他临床因素决定是否停药。

(5)孕期甲状腺功能监测

1)T1 期每 1~2 周监测一次。

2)T2、T3 期每 2~4 周监测一次。

(6)孕期甲状腺功能亢进的控制目标:应用最小有效剂量的 PTU 或者 MMI 使血清 FT$_4$ 接近或轻度高于参考范围的上限。

三、妊娠期常见肝胆疾病鉴别

	项目	急性重症肝炎	妊娠急性脂肪肝	HELLP 综合征	肝内胆汁瘀积症
	起病	急剧	急剧	较急	慢
	发病时间	妊娠各期均有,以后期多见	多见于妊娠晚期	妊娠晚期	妊娠各期均有,以后期多见
	孕产次	初产或经产	多见于初产产妇	多见于初产产妇	有复发性
临床表现	黄疸	+	+	较轻	轻
	精神症状	肝性脑病	神志不清,昏迷	可因子痫抽搐昏迷	清醒
	上腹痛	+		隐痛,有时剧痛	不明显
	呕吐	反复呕吐	呕吐咖啡样物	呕吐	无
	肝大	早期肿大,后期肝萎缩	少见	轻度肿大,压痛	无明显肿大
	出血症状	出血倾向	凝血功能障碍	出血倾向	无

续表

	项目	急性重症肝炎	妊娠急性脂肪肝	HELLP综合征	肝内胆汁淤积症
临床表现	肾功能	肝肾综合征	肾衰竭,蛋白尿	肾衰竭,蛋白尿	无改变
	妊娠高血压疾病	无	可有	重度	无
	其他	脑水肿	低血糖	乏力,溶血,视力模糊,无低血糖	瘙痒为主,尿色深,粪色浅
实验室指标	病毒标记	阳性	多为阴性	多为阴性	多为阴性
	谷丙转氨酶(GPT)	极高或突然降低	轻度或中度升高	轻度或中度升高	轻度升高
	胆红素	常 >256μmol/L	升高	轻度或中度升高	总胆红素中度↑
	尿三胆	阳性	阴性	阴性或阳性	
	血象		白细胞↑,血小板↓	血小板↓	

续表

项目		急性重症肝炎	妊娠急性脂肪肝	HELLP 综合征	肝内胆汁瘀积症
实验室指标	特异指标	凝血酶原时间延长,胆碱酯酶↓	氮质血症,白蛋白↓,球蛋白↑,血糖↓,尿酸↑	尿酸↑,乳酸脱氢酶↑	胆汁酸↑,胆固醇↑,凝血酶原时间↑
病理		肝细胞广泛坏死,重量明显↓	肝细胞脂肪变性	肝细胞坏死,门脉周围出血	胆管扩张,胆汁瘀滞,无炎症坏死
处理原则		保肝治疗为主	立即终止妊娠	适时终止妊娠	严密监护,适时终止妊娠
产后转归		加重或缓解	可望改善	迅速好转	迅速好转

四、乙肝病毒母婴传播阻断

1. HBV 血清学标志物及其临床诊断意义

HBsAg	HBsAb	HBeAg	HBeAb	HBcAb	临床意义
+	-	+	-	+/-	HBV 感染,传染性强
+	-	-	+/-	+	HBV 感染,有传染性
+	-	-	+	-	HBV 感染,有传染性
+	+	+/-	+/-	+/-	HBV 感染,有传染性,HBV 可能变异
+	-	-	-	+	HBV 感染潜伏期,有传染性
-	+	-	+/-	+	既往 HBV 感染已恢复,有保护力
-	+	-	+	-	既往 HBV 感染已恢复,有保护力

续表

HBsAg	HBsAb	HBeAg	HBeAb	HBcAb	临床意义
-	+	-	-	-	接种疫苗或既往 HBV 感染已恢复,有保护力
-	-	-	+/-	+	既往 HBV 感染已恢复,无保护力
-	-	-	+/-	-	既往 HBV 感染已恢复,无保护力
-	-	-	-	-	既往无 HBV 感染,易感人群

简读：

标志物阳性	临床意义
HBsAg	有传染性
HBeAg	传染性强
HBsAb	有保护力
五项全阳性	有传染性（HBV 可能变异）
五项全阴性	易感人群

2. 几个概念

(1)慢性 HBV 感染，即 HBsAg 阳性持续 >6 个月，肝功能正常，既往称慢性 HBV 携带。

(2)慢性乙肝：即 HBsAg 阳性，肝功能异常且排除其他原因。

(3)高病毒水平（高病毒载量）：HBV DNA>2×10^5kU/L（即 U/ml）。

HBeAg 阳性（大三阳），视为高病毒水平。

3. 母婴传播

(1)宫内传播：极罕见。

(2)主要传播途径：产时和产后的密切接触。

(3)剖宫产不降低母婴传播。

(4)父亲的精液中可存在病毒，但不产生宫内感染。

4. HBV 感染者的妊娠建议

ALT	肝纤维化	肝硬化	妊娠建议		抗病毒治疗
			可否妊娠		
正常	-	-	正常妊娠,定期复查		无需
↑	-	-	避孕,保守治疗	ALT 正常,稳定 3 个月可妊娠	
				ALT 未正常或反复	继续抗病毒治疗
正常	+	-	可以		孕期至产后都必须
↑	+	-	ALT 正常,稳定 3 个月可妊娠		孕期至产后都必须
正常	-	早期	不建议妊娠,强烈要求妊娠者,肝病科会诊		孕期至产后都必须
↑	-	早期	必须避孕,强烈要求妊娠者,ALT 正常,病情稳定 ≥ 3 个月可考虑妊娠		孕期至产后都必须
-	-	晚期	不允许妊娠		

注意:

(1)有生育要求妇女抗病毒治疗的前提是 HBV DNA 阳性,阴性者不予治疗。

(2)孕期及计划妊娠妇女抗病毒治疗首选替诺福韦酯,该药经 FDA 分类属 B 类,不增加胎儿致畸风险。

(3)有生育需求的妇女应避免使用恩替卡韦和阿德福韦酯,对已经使用恩替卡韦或阿德福韦酯者,建议在妊娠前换为替诺福韦酯。

(4)使用干扰素期间禁忌妊娠,停药后可妊娠。

5. HBV 孕妇新生儿免疫阻断流程

孕妇 HBV	孕期治疗	新生儿情况	免疫阻断方案	
			HBIG	乙肝疫苗
阴性		足月健康儿	0-1-6 方案	
		需要抢救儿	稳定后 1 周开始 0-1-6 方案	
		早产儿	• 体重≥2 000g: 0-1-6 方案 • 体重<2 000g:待体重≥2 000g: 0-1-6 方案 • 出院时未达 2 000g,出院前接种第 1 针	

续表

孕妇 HBV	孕期治疗	新生儿情况	免疫阻断方案	
			HBIG	乙肝疫苗
HBV DNA ≥ 2×10⁵U/L 或 HBeAg 阳性	28~32 周起抗病毒治疗至分娩日停药		100μg，12 小时内，最好数分钟内	同上

注意：

(1) 母亲 HBV 情况不明，按阳性处置。

(2) 注射部位：在大腿前部外侧肌肉或上臂三角肌内。HBIG 和乙肝疫苗分别于两侧注射。

(3) HBIG 和乙肝疫苗第一次注射最好在出生 12 小时内，越快越好，最好在出生后数分钟内注射。

(4) 若乙肝疫苗推迟接种≥4 周，则 4 周龄时再次注射 HBIG 100μg。

6. 母亲 HBsAg 阴性，家庭其他成员 HBsAg 阳性的新生儿免疫阻断

产妇 HBsAB	家庭成员 HBsAg 阳性	新生儿注射 HBIG
阳性		无需
阴性	无密切接触新生儿	无需
	须密切接触新生儿	建议注射

7. HBsAg 阳性孕妇新生儿随访

(1)随访目的：①有无 HBV 感染。②免疫预防是否成功。③是否需要加强免疫。

(2)随访时间：婴儿完成乙型肝炎全程免疫接种(第 3 针)1 个月后，抽静脉血查 HBsAg 和 HBsAb(7~12 月龄，此期间如未随访,12 月龄后仍需随访)。婴儿如 HBsAg 阳性，加查 HBV DNA 和肝功能。

8. 婴儿免疫应答结果判读

HBsAg	HBsAb	免疫接种应答	处理方案
阴性	阳性	免疫成功	
阴性	阴性	暂无感染,免疫接种无应答	尽快按 0-1-6 方案全程接种
阳性	阴性	免疫失败,慢性 HBV 感染	6 个月后复查

9. 母乳喂养问题

(1)不论 HBeAg 阴性或阳性，只要进行正规免疫预防，均可以哺乳而无需查乳汁 HBV DNA。

(2)母亲接受抗病毒治疗期间停母乳喂养，停药后可以哺乳。

五、妊娠合并梅毒

1. 分期

(1)根据临床表现分期

1)一期梅毒：感染后 2~4 周(潜伏期)，在侵入部位形成局部皮损(硬下疳)。

2)二期梅毒:一期梅毒后6~8周,病原经附近淋巴结扩散全身。

3)潜伏梅毒:二期梅毒未经治疗而自然消失,进入潜伏状态。

4)二期复发梅毒:当机体免疫力下降时,潜伏梅毒复发(可多次复发)。

(2)根据病期分期

分期	病期	表现
早期梅毒	2年以内	一期梅毒
		二期梅毒(全身皮疹)
		早期潜伏梅毒
晚期梅毒	2年以上	皮肤、黏膜、骨、眼等梅毒
		心血管梅毒
		神经梅毒
		内脏梅毒
		晚期潜伏梅毒

2. 对围产儿的影响

(1)孕2周起即可感染胎儿:流产。

(2)孕16~20周,螺旋体可通过感染胎盘播散到胎儿所有器官,引起死胎、死产或早产。

3. 诊断

(1)病原体检查：取皮损处渗出液，暗视野显微镜下见活动的梅毒螺旋体——确诊。

(2)血清学检查

1)对象：所有孕妇。

2)时间：首次产检时。

高发地区在孕末 3 个月和临产前再次检查。

(3)方法

1)非螺旋体试验：快速血浆反应素试验(rapid plasma regain test，RPR test)、性病研究实验室试验(venereal disease research laboratory test，VDRL test)：可用于疗效判定。

2)螺旋体试验：螺旋体明胶凝集试验、荧光密螺旋体抗体吸收试验(fluorescence treponemal antibody absorption test，FTA-ABS test)：一旦感染，抗体终身阳性，不可作为疗效判定。

(4)脑脊液检查。适应证：需除外神经梅毒的情况，包括：

1)神经系统及眼部体征。

2)治疗失败。

3)HIV 感染。

4)非螺旋体试验抗体效价 ≥ 1∶32(明确病期在 1 年内者除外)。

5)非青霉素治疗(明确病期少于 1 年者除外)。

(5)先天性梅毒(或高度怀疑)的诊断依据

1)有先天梅毒的临床症状和体征。

2)从病变部位、胎盘或脐带处找到梅毒螺旋体。

3)体液梅毒螺旋体 IgM 抗体阳性。

4)婴儿血 RPR 试验滴度较母血高(>4 倍)。

4. 治疗

(1)原则

1)及早、规范。

2)建议性伴侣同时检查及治疗。

3)治疗前同时查人类免疫缺陷病毒(human immuno-deficiency virus,HIV)及其他性传播疾病。

4)妊娠时已接受正规治疗和随访,无需再治。

5)如对上次治疗和随诊有疑问,或发现梅毒活动征象,应再接受 1 个疗程的治疗。

6)孕妇梅毒血清学检查阳性,又不能排除梅毒,尽管曾接受驱梅治疗,也应再次接受治疗。

(2)选药:首选青霉素。

1)对青霉素过敏者首选口服或静脉滴注青霉素脱敏。

2)脱敏无效者选用头孢类或红霉素,产后改用多西环素。

(3)治疗方案

1)青霉素治疗

A. 一期、二期梅毒,病程 <1 年的潜伏梅毒:苄星青霉素 240 万 U,肌内注射,每周 1 次,连续 2 周;或普鲁卡因青霉素 80 万 U,肌内注射,每天 1 次,连续 10~14 天。

B. 病程超过 1 年或病程不清楚的潜伏梅毒、梅毒瘤树胶肿或心血管梅毒：苄星青霉素 240 万 U,肌内注射,每周 1 次,连续 3 周;或普鲁卡因青霉素 80 万 U,肌内注射,每天 1 次,连续 10~14 天。

C. 神经梅毒：水剂青霉素 300 万~400 万 U,静脉滴注,每 4 小时 1 次,连续 10~14 天;之后苄星青霉素 240 万 U,肌内注射,每周 1 次,连续 3 周;或普鲁卡因青霉素 240 万 U,肌内注射,每天 1 次,连续 10~14 天;丙磺舒 500mg,口服,每天 4 次,连续 10~14 天。

D. 妊娠晚期,非螺旋体试验抗体高效价（RPR≥1:32）,治疗前口服泼尼松 5mg,每天 4 次,连续 4 天,可减轻吉-海反应。

2) 非青霉素治疗：对青霉素过敏且脱敏治疗无效者

A. 头孢曲松：500mg,肌内注射,每天 1 次,连续 10 天。

B. 红霉素：500mg,口服,每天 4 次,连续 14 天。红霉素不能预防先天性梅毒,应向患者充分告知。

3) 新生儿（先天性梅毒）驱梅治疗

A. 方案一：出生 7 天内：水剂青霉素,5 万 U/kg,静脉滴注,每 12 小时 1 次,连续 10 天;出生 7 天后：水剂青霉素,5 万 U/kg,静脉滴注,每 8 小时 1 次,连续 10 天。

B. 方案二：普鲁卡因青霉素,5 万 U/kg,肌内注射,每天 1 次,连续 10 天。

治疗中断 1 天以上,则整个疗程重新开始。

5. 产科处理

(1)高危管理。

(2)孕 24~26 周超声检查排除胎儿先天梅毒：肝脾大、胃肠道梗阻、胎儿水肿、腹水、胎儿生长受限、胎盘增大增厚等。

(3)胎儿无异常者可妊娠至足月。

(4)分娩方式根据产科指征确定。

6. 新生儿处理

婴儿体检	RPR 值	母亲情况	新生儿处理
无异常发现	≤4倍母血	孕前已恰当治疗 孕期、分娩时非螺旋体试验抗体稳定于低水平（RPR≤1∶4 或 VDRL≤1∶2）	无需处理 或：苄星青霉素 5 万 U/kg，单剂肌内注射
无异常发现	≤4倍母血	• 分娩前 1 个月已恰当治疗 • 治疗后 RPR 降低≥4 倍 • 晚期潜伏梅毒 RPR 滴度维持低水平 • 无梅毒复发或再感染证据	无需处理 或：苄星青霉素 5 万 U/kg，单剂肌内注射

续表

婴儿体检	RPR值	母亲情况	新生儿处理
无异常发现	≤4倍母血	• 未治疗或未恰当治疗 • 分娩前1个月内开始治疗 • 非青霉素治疗 • 治疗后RPR未降或反升高 • 缺乏充分抗梅毒治疗证据	• 检测：脑脊液 • 长骨X线检查 • 血液常规检查 • 抗梅毒治疗
高度怀疑或确诊先天梅毒	>4倍母血		• 检测：脑脊液长骨X线检查血液常规检查 • 其他检测：胸片、颅脑B超、肝功能、眼底、脑干视觉反应 • 抗梅毒治疗

7. 母乳喂养问题 分娩前曾接受规范驱梅治疗,并对治疗反应良好者,排除胎儿感染后,可母乳喂养。

8. 随访

(1)孕期

1)治疗后,分娩前每月行非螺旋体试验。

2)抗体高滴度患者治疗后 3 个月抗体滴度上升或未下降 2 个稀释度,应重复治疗。

3)抗体低滴度(RPR ≤1:4 或 VDRL ≤1:2)患者,治疗后滴度无上升,无需再治疗。

(2)产后:按非孕妇随访。

(3)新生儿:新生儿期后发现,查脑脊液排除先天梅毒。

1)若为先天梅毒,或病变累及神经系统给予驱梅治疗:水剂青霉素,5 万 U/kg,静脉滴注,每 4~6 小时一次,连续 10~14 天。

2)导致不良围产结局的因素:早期梅毒,特别是二期梅毒;非螺旋体抗体高滴度(RPR 或 VDRL ≥1:16);孕早期未及时治疗(治疗后 30 天内分娩)。

3)新生儿随访指标及处理。

项目	指标	正常	异常	处理
血清学阳性未治:0、3、6、12 个月随访	非螺旋体抗体	3 月龄起下降,6 月龄消失	不降/升高	重新评价检测,彻底治疗
	螺旋体抗体	可持续 1 年	>1 年未消失	按先天梅毒儿治疗

续表

项目	指标	正常	异常	处理
先天梅毒已驱梅治疗,每6个月复查脑脊液	非螺旋体抗体	6月龄消失		
	脑脊液细胞数		2年未正常,或无下降趋势	重复治疗
	脑脊液非螺旋体抗体		未消失	重复治疗

六、妊娠期 B 族链球菌定植和感染

新生儿 B 族链球菌感染可引起新生儿败血症、肺炎、脑膜炎,是导致新生儿死亡的重要原因之一。

1. 主要传染途径　阴道 B 族链球菌定植的产妇经阴道分娩时垂直传染。

2. 筛查

(1)对象:建议所有孕妇均应行 B 族链球菌筛查。

(2)筛查时间:孕 35~37 周;筛查后 5 周未临产,建议再次筛查。

(3)方法:取外阴阴道下 1/3、肛周及肛门括约肌处用棉拭子取样,行培养或 PCR 检测。

3. 处理 预防性使用抗生素主要用于临产后预防经产道垂直感染新生儿,无症状 B 族链球菌阳性者妊娠期无需预防性使用抗菌素。

1)产时预防性使用抗生素指征

①孕期 B 族链球菌筛查阳性、B 族链球菌菌尿($\geq 10^4$cfu/ml)或 B 族链球菌感染;

②既往分娩婴儿有早发型 B 族链球菌感染;

③未行 B 族链球菌筛查或筛查结果不明,有以下情况之一需要预防性使用抗生素:

- 早产临产;

- 未足月胎膜早破;

- 胎膜早破≥18 小时;

- 产时发热≥38℃。

2)抗生素选择

- 首选青霉素 G: 首剂 500 万 U,i.v.,以后 250 万 U,i.v.,q.4h.,直至分娩。

- 次选氨苄青霉素:首剂 2g,i.v.,以后 1g,i.v.,q.4h.,直至分娩。

- 青霉素过敏者,选用头孢唑啉 2g,i.v.,q.8h.,直至分娩;

   或:克林霉素 900mg,i.v.,q.8h.,直至分娩;

   或:红霉素 500mg,i.v.,q.6h.,直至分娩。

4. 新生儿管理 按高危儿管理。

七、胎儿宫内 TORCH 感染

1. TORCH 感染特点

(1)孕妇症状轻微,甚至没有任何症状,但能使胎儿、新生儿表现出严重的症状和体征,并留下中枢神经系统损害,甚至死亡。

(2)不同病原体感染的 TORCH 感染儿的临床表现有许多相同之处,如引起流产、死产、早产、低出生体重、黄疸、紫癜、肝脾大、肺炎、脑脊膜炎、视网膜脉络膜炎等。

(3)警惕以下与 TORCH 感染有关的病史

1)既往有 TORCH 感染史。

2)习惯性流产、死胎、死产史。

3)无法解释的新生儿先天畸形、先天发育不良或新生儿死亡史。

4)妊娠期间接触猫、狗或摄食生肉或未煮熟的肉食品。

5)孕期出现颈前、耳后、枕部淋巴结肿大。

6)皮肤斑丘疹、丘疹,生殖器疱疹,硬下疳。

7)多次输血史,器官移植史。

2. TORCH 感染可能导致胎儿损害及建议

病原学	对胎儿影响	建议
风疹病毒	心血管畸形,先天性白内障,青光眼,先天性耳聋	• 孕 4 个月内感染:建议终止妊娠 • 孕中、晚期感染:注意排除胎儿畸形

续表

病原学	对胎儿影响	建议
巨细胞病毒	小头症,神经系统损害,颅内钙化,听力丧失,心血管畸形	• 孕早期感染:建议终止妊娠 • 孕晚期感染:人工喂养
单纯疱疹病毒	小头症,小眼症,脑萎缩,经产道感染新生儿死亡率极高	宫内感染概率低,是否终止妊娠应权衡利弊,孕晚期感染应避免阴道分娩
弓形虫	脑积水,颅内钙化,脉络膜视网膜炎	• 孕早期感染:终止妊娠并积极治疗弓形虫病 • 孕中、晚期感染:及时治疗(乙酰螺旋霉素、双嘧啶、克林霉素等)
水痘病毒	小眼症,脉络膜视网膜炎,白内障,脑膜脑炎	孕期感染致畸率不高,是否终止妊娠宜权衡利弊
梅毒	骨、软骨异常,心、肺、肝、脾、肾、眼等均可能受累	• 早孕期感染:建议终止妊娠并治疗梅毒 • 孕中、晚期:积极治疗,首选青霉素类或头孢类,如用红霉素类治疗,新生儿须按先天梅毒儿治疗

八、母儿血型不合溶血症

血型		母儿血型不合危险	进一步检查 Coombs 试验 抗 D 抗体、抗 A/B 抗体	处理
孕妇	夫			
Rh(−)	(−)	无		
	(+)	有	(−)	孕 28 周注射抗 D 抗体
			<1:8	每月随访一次至分娩
			1:16~1:32	• B 超 • 羊水 ΔOD450：Ⅰ~Ⅱ区：随访； Ⅲ区：结合孕龄处理
			≥1:64	• ≥34 周：终止妊娠 • ≥28 周：严密监护,宫内治疗
				新生儿出生后 72 小时内注射抗 D 抗体 300U
O 型	O 型	无		
	非 O	有	<1:64	随访
			1:64~1:256	B 超、羊水 ΔOD450
			≥1:516	• ≥34 周：终止妊娠 • ≥28 周：严密监护,宫内治疗

九、妊娠合并症、并发症终止妊娠时机

母体因素			
合并症		病情	终止时机
妊娠高血压综合征	慢性高血压并妊娠	无需降压	38~39 周
		药物控制良好	37~39 周
		血压控制困难	34 周后尽快终止
	慢性高血压并子痫前期	无严重症状	37 周后尽快终止
		血压控制不良	个体化处理
	妊娠期高血压	无严重高血压	37 周后诊断者尽快终止
		严重高血压	34 周后诊断者尽快终止
	子痫前期	无严重症状	37 周后诊断者尽快终止
		有严重症状,母儿情况尚平稳	34 周后诊断者尽快终止

续表

母体因素			
合并症	病情		终止时机
妊娠高血压综合征	早发型子痫前期	有严重症状,母儿情况不平稳	胎儿有生机	母体病情稳定后立即终止
		有严重症状	胎儿无生机	母体病情稳定后立即终止
		症状不严重	胎儿无生机	根据母胎情况及孕周个体化处理
	HELLP综合征		病情稳定后尽早终止,不考虑孕周
糖尿病	孕前糖尿病	无血管病变	血糖控制好	39~39^{+6}周
		伴血管病变	血糖控制不好	个体化处理 (美国妇产科医师学会建议36~38^{+6}周)
			不良产史	
	妊娠糖尿病	非药物治疗	血糖控制好	40周仍未临产者予引产
		需药物治疗	血糖控制好	39~40周
			血糖控制不好	个体化处理

续表

母体因素			
合并症	病情		终止时机
妊娠期肝内胆汁淤积（intrahepatic cholestasis of pregnancy，ICP）	轻度		38~39 周
	重度		34~37⁺⁶ 周
	临产	胎儿窘迫	及时终止
延期妊娠			41~41⁺⁶ 周

子宫及胎儿附属物因素		
合并症	病情	终止时机
瘢痕子宫	既往子宫下段剖宫产		39 周以后
	既往古典剖宫产史		36~37 周
	既往子宫破裂	无并发症	36~37 周
		有并发症	可提前到 34 周
	既往子宫肌瘤切除术	浅肌层／黏膜下	可在严密监护下试产
		穿透宫腔	36~39 周，个体化处理
		剔除范围大	

续表

子宫及胎儿附属物因素			
合并症		病情	终止时机
前置胎盘	大出血并休克		立即终止,不考虑胎儿能否存活
	反复出血史、胎膜早破、宫缩		根据病情及早终止
	无出血 — 合并胎盘植入		34~37 周,个性化处理
		无症状、非穿透性	不超过 37 周
	无出血 — 完全性前置胎盘		36~37^{+6} 周
	无出血 — 低置胎盘		可以试产,注意产后出血
脐血管前置			34~37 周
未足月胎膜早破	≥37 周		尽快终止
	34~36^{+6} 周		根据当地医疗水平及孕妇情况决定
	<34 周		首先考虑期待治疗
羊水过多	轻度		39~39^{+6} 周
	中、重度		产前诊断、个体化处理
羊水过少	无其他并发症		36~37^{+6} 周,分娩前严密监护

胎儿因素			
合并症		病情	终止孕周
多胎妊娠	无并发症	双绒毛膜双羊膜囊	38~38^{+6} 周
		单绒毛膜双羊膜囊	37~37^{+6} 周
		单绒毛膜单羊膜囊	32~34 周
		三胎或更多	个体化处理
	有并发症	双绒毛膜双羊膜囊伴单纯性胎儿生长受限	36~37^{+6} 周
		单绒毛膜双羊膜囊伴单纯性胎儿生长受限	32~34^{+6} 周
		双绒毛膜双羊膜囊或单绒毛膜双羊膜囊,其一死胎	≥34 周,立即终止妊娠
			<34 周,个体化处理
		复杂性双胎(双胎输血综合征、双胎选择性胎儿生长受限等)	个体化处理
		孤立的持续性羊水过少	36~37^{+6} 周
同种免疫	不需要输血		37~38^{+6} 周
	需要输血		个体化处理

续表

胎儿因素		
合并症	病情	终止孕周
胎儿生长受限	无并发症	不超过预产期
	<32 周 单纯脐动脉舒张末期血流缺失或反向	期待,不超过32周
	<32 周 脐血流异常并静脉导管a波异常	促胎肺成熟后尽快终止
	<34 周 单纯脐动脉舒张末期血流缺失或反向	期待,不超过34周
	34~37 周 无并发症	期待至37周
	34~37 周 生长停滞>2周 羊水过少 生物物理评分<6分 胎心监护异常	积极终止妊娠
巨大胎儿		39~39^{+6} 周

第七章
围产期用药

一、妊娠期用药的原则

妊娠期用药应充分考虑到药物对胎儿可能产生的不良影响,遵循以下 5 个原则:

1. 生育年龄有可能怀孕的妇女用药前应了解月经史,以免"忽略用药"。

2. 孕前积极治疗急、慢性疾病。孕期患病应及时确诊,合理治疗并考虑是否终止妊娠。

3. 加强孕期宣教,用药必须在医师的指导下,可用可不用的药尽量不用,不可滥用药,也不可过分强调胎儿安全而忽略母亲所应有的治疗。

4. 孕期用药可参照美国食品药品监督管理局(Food and Drug Administration,FDA)拟定的妊娠期用药分类系统,在不影响治疗效果的前提下,选择有效且对胎儿影响最小的药物。一般能单独用药就避免联合用药,能用结论较肯定的就不用新药,严格掌握药物剂量、用药时间,及时停药。

5. 已用某种可能致畸的药物,应根据剂量、投药时间等因素,综合考虑处理方案。早孕阶段用药一般应考虑终止妊娠。

二、哺乳期用药原则

1. 哺乳期妇女用药必须有明确的指征。

2. 在不影响治疗效果的前提下,选用进入乳汁最少、对婴儿影响最小的药物。

3. 哺乳期用药一般不必终止哺乳,可在服药后立即哺乳并延迟下次授乳时间。

4. 若不能证实哺乳期妇女用药对婴儿的安全性时,建议暂停哺乳。

三、围产期用药的危险度分级

美国食品药品监督管理局根据药物对动物和人类胎儿所具有不同程度的致畸危险,将之分为五类,称药物之妊娠分类,简称 FDA 分类。我国目前围产期用药多参照此分类标准。

A 类:在妇女控制对照研究中,未发现药物对妊娠初期、中期和后期的胎儿有危险,对胎儿伤害的可能性极少,但仍存在远期胎儿受损的可能。

B 类:在妇女控制对照研究中,药物对妊娠初期、中期和后期的胎儿危险证据不足或不能证实。

C 类:动物试验显示药物造成胎仔畸形或死亡,但无妇女控制对照研究,使用时必须谨慎权衡药物对胎儿的潜在危险。

D 类:药物对人类胎儿危险的证据确凿,孕妇使用必须权衡利害,只有妇女生命危在旦夕或患有严重疾病非用不可时方能应用。

X 类:在动物和人类的研究中已表明,药物可致胎儿异常,已怀孕或可能已怀孕的妇女禁用。

注意:整个妊娠期间,以每 3 个月为一期,分为早、中、晚三期,以 1、2、3 表示。

四、围产期用药选择

1. 抗感染药

(1)抗生素:首选青霉素及头孢菌素类。早孕阶段尽量不用甲硝唑。四环素类、氨基糖苷类及喹诺酮类禁用。

(2)抗真菌药:局部用药较全身用药安全,其中咪康唑、克霉唑、制霉菌素、两性霉素 B 等属 B 类,可以选用。

(3)抗病毒药:原则上应避免使用,但有些病毒感染可能对孕妇或胎儿造成严重影响,可权衡使用,如治疗艾滋病的药物等。

(4)抗结核病药:原则上先治疗结核病,再考虑妊娠,孕期患病,首选乙胺丁醇。

2. 子宫活性药

(1)促宫缩药：常用的有缩宫素、前列腺素类、麦角新碱等。其中用于妊娠晚期催、引产的主要有缩宫素和前列腺素类，后者主要有 PGE_2（地诺前列酮），已被美国食品药品监督管理局通过用于产前引产。任何宫缩剂用于产前引产都应在严密监护下进行。米非司酮主要用于早孕期的人工流产，其对围产儿的远期影响尚无足够的资料，国内专家主张慎用于期待活婴的晚期妊娠引产。

(2)宫缩抑制剂：常用有硫酸镁、特布他林、利托君、吲哚美辛、硝苯地平等。用于保胎的主要有硫酸镁和盐酸利托君（羟苄羟麻黄碱）。

3. 血管活性药

(1)舒血管药：常作为妊娠期高血压疾病时的降压药，其中以肼屈嗪和拉贝洛尔首选，此外常用的还有硝苯地平、酚妥拉明等，严重高血压需选用硝普钠时应注意用药剂量和时间，因其代谢产物氰化物蓄积对胎儿有毒性作用。

卡托普利等血管紧张素转化酶抑制剂对胎儿有明确的不利影响，妊娠期禁用。

(2)缩血管药：抗休克时血管活性药的应用十分重要，多巴胺常作为首选的升压药。

4. 利尿药
多在妊娠后期用于重要并发症如妊娠期高血压疾病、严重水肿、心力衰竭、肾功能不全等，宜短期应用，用药期间注意监测水、电解质平衡。

5. **凝血系统用药**　肝素不能通过胎盘，是弥散性血管内凝血高凝阶段首选的抗凝剂，妊娠期间不宜使用口服抗凝药，如双香豆素类对胎儿有明确的危害，妊娠期禁用。

6. **解热镇痛药**　对乙酰氨基酚属 B 类，可以选用；近年来，吲哚美辛亦用于抑制宫缩，防治早产，治疗羊水过多。但吲哚美辛有导致胎儿动脉导管早闭的可能，孕 34 周以后禁用。

7. **激素类**　糖皮质激素常用于妊娠后期促胎肺成熟，首选倍他米松或地塞米松。其他甾体类激素妊娠期应避免使用。

本书仅提供各种用药的参考原则，所有用药都应以药物说明书为准。

五、常用药物的 FDA 分类及对围产儿的影响

(一) 抗感染药

类别	药物	分类	危险孕期	对胎儿的不良影响	哺乳期
青霉素类	青霉素	B		为孕期首选抗生素 新问世的青霉素类孕期安全性研究不充分，使用应慎重	可用，警惕乳儿肠道菌群失调
	苄星青霉素				
	半合成青霉素				
	耐酶青霉素				
	异噁唑青霉素				

续表

类别	药物		分类	危险孕期	对胎儿的不良影响	哺乳期
头孢菌素类	一代	头孢噻吩	B		孕期首选	可用,警惕乳儿肠道菌群失调
		头孢唑啉				
		头孢氨苄				
		头孢拉定				
	二代	头孢孟多				
		头孢呋辛钠				
	头霉素	头孢西丁钠 头孢美唑	B			
		头孢替坦	C			
	三代	头孢噻肟钠	B			
		头孢唑肟				
		头孢曲松钠				
		头孢他啶				
		头孢哌酮钠				
		拉氧头孢钠	C			
β内酰胺酶抑制剂	克拉维酸钾		B	孕期慎用		慎用
	舒巴坦					
	他唑巴坦					

续表

类别	药物	分类	危险孕期	对胎儿的不良影响	哺乳期
碳青霉烯类	亚胺培南-西司他丁钠（泰能）	C	1	孕早期慎用	暂停哺乳
	美罗培南	B			
	厄他培南	B			
氨曲南		B			可用
大环内酯类	红霉素	B			可用
	乙酰螺旋霉素	C			慎用
	阿奇霉素	B			
	克拉霉素	C			慎用
	罗红霉素	?		缺乏安全性资料，慎用	慎用
	交沙霉素	?		缺乏安全性资料，慎用	暂停哺乳
四环素类	四环素	D	1,2,3	• 小肢畸形、骨畸形，尿道下裂，牙釉质发育不良，乳齿发育异常；抑制骨髓生长，先天性白内障 • 肠道外大剂量使用导致孕妇肝损害	避免使用
	土霉素	D	1,2,3		
	多西环素	D	1,2,3		
	米诺环素	D	1		

续表

类别	药物	分类	危险孕期	对胎儿的不良影响	哺乳期
四环素类	氯霉素	C	3	骨髓抑制,灰婴综合征 可逆性红细胞生成抑制	暂停哺乳
	甲砜霉素	C	3	可逆性红细胞生成抑制	暂停哺乳
氨基糖苷类	妥布霉素	D	1,2,3	第八对脑神经损伤。对胎儿有潜在神经毒性和耳毒性,其中链霉素、卡那霉素危险大于庆大、妥布霉素	可用,但需警惕乳儿肠道菌群失调 可用
	阿米卡星	C			
	庆大霉素	C	2,3		
	卡那霉素	D	1,2,3		
	大观霉素	B	1,2,3		
	链霉素	D	1,2,3		
多肽类	万古霉素	C		耳毒性	慎用
	去甲万古霉素	C		耳毒性	慎用
	多黏菌素	C		肾毒性和神经毒性	慎用
	替考拉宁	C		肾毒性	暂停哺乳
	杆菌肽	C		肾毒性	暂停哺乳

续表

类别	药物	分类	危险孕期	对胎儿的不良影响	哺乳期
喹诺酮类	环丙沙星	C	1,2,3	导致未成熟动物出现骨、关节病	禁用
	诺氟沙星				
	氧氟沙星				
	左氧氟沙星				
	萘啶酸				
	司帕沙星				
磺胺类	磺胺嘧啶 磺胺异噁唑	B C	3	新生儿毒性作用,包括黄疸、G-6-PD 缺乏儿溶血症	
	甲氧苄啶	C	1	可能致畸(拮抗叶酸)	早产儿、G-6-PD 缺乏者禁用
呋喃类	呋喃旦啶	B	3	G-6-PD 缺乏儿溶血症	可用
	呋喃唑酮	B	3	G-6-PD 缺乏儿溶血症	可用
	呋喃西林	C			暂停哺乳

续表

类别	药物	分类	危险孕期	对胎儿的不良影响	哺乳期
其他抗菌药	磷霉素钠	B			可用
	甲硝唑	B	1	早孕期避免大剂量、长期用	慎用,或延迟 12~24 小时哺乳
	替硝唑	C			慎用,早产儿不宜用
	利奈唑胺	C		安全性不确定	暂停哺乳
	莫匹罗星	B			可用
	林可霉素 克林霉素	B B			可用 可用
抗结核、麻风药	乙胺丁醇	B			可用
	异烟肼	C		肝毒性	
	利福平	C	3	新生儿出血病	可用
	对氨基水杨酸钠	C			可用
	沙利度胺(反应停)	X	1	短肢畸形(海豹胎)	无资料

续表

类别	药物	分类	危险孕期	对胎儿的不良影响	哺乳期
抗真菌药	两性霉素 B	B			慎用
	制霉菌素	B			可用
	萘替芬	B			慎用
	特比萘芬	B		不推荐孕期用药	慎用
	克霉唑	C/B		局部可用	可用
	氟康唑	C	1	动物实验致畸	暂停哺乳
	酮康唑	C		动物实验大剂量致畸	暂停哺乳
	5-氟胞嘧啶	C	1	动物实验致畸	暂停哺乳
	依曲康唑	C		安全性不确定	暂停哺乳
	灰黄霉素	C			慎用
	咪康唑	C			可用
抗病毒药	金刚烷胺	C	1	有致畸性	慎用
	金刚乙胺	C		安全性资料不充分	暂停哺乳
	碘苷滴眼液(疱疹净)	C		眼科局部可用	局部可用
	阿昔洛韦	C		晚孕期感染疱疹病毒可阻止垂直传播	可用
	伐昔洛韦	B			

续表

类别	药物	分类	危险孕期	对胎儿的不良影响	哺乳期
抗病毒药	更昔洛韦	C		仅用于严重CMV感染	暂停哺乳
	奥司他韦(达菲)	C			暂停哺乳
	阿糖腺苷	C		安全性资料不充分	
	利巴韦林(病毒唑)	X		禁用	禁用
	干扰素	C			可用
	齐多夫定	C		安全性资料不充分	
	拉米夫定	C		用于治疗艾滋病,减少其母儿间垂直传播 安全性资料不充分	HIV感染者不哺乳
	替诺福韦酯	B		晚孕期使用可阻止乙肝病毒垂直传播	HBV感染者,产后即停药,肝功异常者不建议哺乳
	恩替卡韦			对胎儿存在潜在的严重不良影响或致畸作用	
	阿德福韦	C			

续表

类别	药物	分类	危险孕期	对胎儿的不良影响	哺乳期
抗原虫药	奎宁	X	1、3	致畸,刺激宫缩,G-6-PD 缺乏儿溶血症	可用
	伯氨奎宁	C	3	G-6-PD 缺乏儿溶血症	无资料
	氯喹	C		G-6-PD 缺乏儿溶血症	可用
	羟氯喹	C		长期、大量使用对胎儿可能有害	慎用
	乙胺嘧啶	C		对抗叶酸,需补充叶酸	可用
	氯胍	B		对抗叶酸,需补充叶酸	可用
	硝唑尼特	B			可用
	卡巴胂	D			无资料
	阿苯达唑(肠虫清)	C		安全性资料不充分	慎用
	左旋咪唑	C		动物实验致畸	暂停哺乳

续表

类别	药物	分类	危险孕期	对胎儿的不良影响	哺乳期
疫苗	风疹活病毒疫苗	C	1	接种后 3 个月内避孕	可用
	狂犬病疫苗	C			无资料
	流感病毒疫苗	C	1,2	孕 3 个月内禁用 孕 3 个月以上慎用	可用
	乙肝疫苗	C			可用
	甲肝疫苗	C		不宜使用	无资料
	卡介苗	C		孕期避免使用	可用
	水痘疫苗	C		孕期禁用	可用
	乙肝免疫球蛋白	C			可用
	水痘免疫球蛋白	C			可用
	狂犬病免疫球蛋白	C			可哺乳

(二) 解热镇痛药

药物	分类	危险孕期	对胎儿的不良影响	哺乳期
对乙酰氨基酚(扑热息痛)	C		常规剂量安全,过量有肝、肾毒性	可用
阿司匹林	C	1、2、3	大剂量致出血倾向,动脉导管提前关闭,先天性心脏病,肺动脉高压,胎儿生长受限,流产,过期妊娠,产程延长,加重黄疸小剂量有益	可用
非那西丁	C	3	足月用药致新生儿正铁血红蛋白血症	可用
双氯芬酸钠	B/D	3	动脉导管早闭,肺动脉高压,孕期延长,羊水减少	可用
布洛芬	B	3	动脉导管早闭,肺动脉高压,孕期延长,羊水减少	可用
吲哚美辛(消炎痛)	B	34周前34周后	不能通过胎盘动脉导管提前关闭,持续性肺动脉高压,羊水量减少	常规剂量可用

（三）吗啡类

药物	分类	危险孕期	对胎儿的不良影响	哺乳期
哌替啶	C		呼吸抑制(注射后 2~3 小时内分娩可能发生)	可用
罂粟碱	X	1		禁用
吗啡	C			少量可用
芬太尼	C		长期用药可致新生儿戒断症状	可用
可待因	C	1、2、3	唇、腭裂，髋关节脱臼，心血管畸形，腹股沟疝。产前用药可致新生儿呼吸抑制，戒断综合征	可用
美沙酮	B	3	• 低出生体重儿，长期用药易发生新生儿猝死综合征，黄疸，血小板增多症，戒断综合征，新生儿呼吸抑制 • 不推荐用于分娩镇痛	可用
曲马多	C		长期用药可致新生儿戒断综合征	无资料
咖啡因	B			可用
可卡因	C		母胎毒性，孕期禁用	禁用

(四) 神经精神肌肉系统用药

药物	分类	危险孕期	对胎儿的不良影响	哺乳期
氯丙嗪	C	3	临产前大量应用可致新生儿肌张力低下，昏睡，黄疸，锥体外系症状	不确定，需加强观察
奋乃静 氟奋乃静	C			不确定，需加强观察
氯氮平	B			禁用
纳洛酮	B			无资料
异丙嗪	C			无资料
丙米嗪	C		新生儿戒断症状	不确定，需加强观察
氟西汀(百忧解)	B		妊娠期抗抑郁症首选	不确定，需加强观察
水合氯醛	C			可用
艾司唑仑	X			暂停哺乳
苯巴比妥	D		长期用药可致新生儿戒断症状	慎用

续表

药物	分类	危险孕期	对胎儿的不良影响	哺乳期
苯二氮䓬类 地西泮 利眠灵	D		动物实验致畸,易蓄积。产程中使用可致婴儿松弛综合征(低 Apgar 评分、低低温、呼吸暂停、吸吮无力)。临产活跃期后不应使用	不确定,需加强观察
苯妥英钠	D	1,2,3	先天畸形,贫血,凝血功能障碍,乙酰尿症;长期用药致▲胎儿苯妥英钠综合征,致癌	可用
丙戊酸钠	D	1、2、3	致畸、胎儿生长受限、肝毒性、新生儿窒息、高胆红素血症	可用
卡马西平	C	1		可用
硫酸镁	D		用药超过 5~7 天可致胎儿低钙和骨骼异常。胎儿高镁可使胎心减慢,生物物理评分降低,新生儿高镁血症(低张力、吸吮无力、呼吸抑制、反射迟钝或消失)	暂停哺乳

续表

药物	分类	危险孕期	对胎儿的不良影响	哺乳期
锂盐	D	1、2、3	• 多种畸形、心脏畸形、神经管缺陷、胎儿生长受限、肝中毒、高胆红素血症 • 近分娩期用药对新生儿严重毒性：动脉高压，心脏扩大，心动过缓，心律失常，甲状腺肿大，甲状腺功能减退，肝大，糖尿病，羊水过多，发绀，肌张力低，惊厥，休克，胃肠道出血	禁用
溴隐亭	B			禁用

（五）心血管系统用药

类别	药物	分类	危险孕期	对胎儿的不良影响	哺乳期
强心类	洋地黄	C		治疗量无影响	可用
	胺碘酮	D	1,2,3	胚胎毒性、胎儿先天性甲状腺肿大、甲状腺功能减退、甲状腺功能亢进、肺毒性及其他	不宜哺乳

续表

类别	药物	分类	危险孕期	对胎儿的不良影响	哺乳期
强心类	利多卡因	B		分娩麻醉无影响	可用
	美西律	C			可用
	奎尼丁	C		过量致流产或早产	可用
	普鲁卡因胺	C			可用
降压药	肼屈嗪	C			可用
	硝酸甘油				可用
	硝普钠	C		氰化物中毒（和滴速及浓度有关，短期治疗量无害）血压骤降影响胎盘灌注	停药即可哺乳
	拉贝洛尔	C			可用
	酚妥拉明	C			可用
	钙拮抗剂 • 硝苯地平 • 地尔硫䓬 • 尼莫地平	C		孕早期慎用，孕晚期可抑制分娩，与硫酸镁合用可致血压骤降	

续表

类别	药物	分类	危险孕期	对胎儿的不良影响	哺乳期
降压药	维拉帕米				
	氨氯地平				忌用
	ACE 抑制剂 • 卡托普利 • 西拉普利 • 培哚普利	C/D		可引起胎儿肾功能减退,羊水过少,胎儿生长受限,脑供血不足	可用
	β- 受体阻滞剂		2,3	孕中、晚期属D,有刺激宫缩作用,可致新生儿心动过缓、血压降低、一过性低血糖等。出生前2~3天应停药	可用,但需密切注意β-受体阻滞剂的不良反应
	• 普萘洛尔(心得安)	C/D			
	• 美托洛尔	C/D			
	• 吲哚洛尔	B/D			
	• 阿替洛尔	D			
	甲基多巴	B		无致畸报道	可用
	利血平	C		心动过缓、鼻塞、萎靡等	可用
拟副交感	新斯的明	C	3	诱发早产	可用
	毒扁豆碱	C	3		可用

类别	药物	分类	危险孕期	对胎儿的不良影响	哺乳期
抗副交感	阿托品	C			可用
	东莨菪碱	C			可用
	山莨菪碱(654-2)	C			可用
	颠茄	C			可用
拟交感类	去甲肾上腺素	C		孕妇极少用	无资料
	肾上腺素	C			可用
	脱氧肾上腺素(新福林)	C		动物实验致畸	无资料
	多巴胺	C		大剂量减少胎盘灌注	可用
	多巴酚丁胺	B		孕妇极少用	可用
	麻黄碱	C			慎用
	间羟胺(阿拉明)	C		减少胎盘灌注致胎儿缺氧	无资料
	脱氧肾上腺素	C		减少胎盘灌注致胎儿缺氧	无资料
	异丙肾上腺素	C			可用

续表

类别	药物	分类	危险孕期	对胎儿的不良影响	哺乳期
拟交感类	利托君(羟苄羟麻黄素)	B		胎儿心动过速、心律失常,长期用药可致胎儿心肌缺血、室间隔肥大,高血糖、低钾血症、心动过速,孕20周内禁用	无资料
	沙丁胺醇	C		母儿一过性高血糖	可用
	特布他林	B		高血糖、低钾血症、心动过速,孕20周内禁用	可用

(六) 呼吸系统用药

药物	分类	危险孕期	对胎儿的不良影响	哺乳期
茶碱	C			可用
氨茶碱	C			可用
氯化铵	B		大剂量可致酸中毒	无资料
氨溴索	?			慎用
愈创木酚磺酸钾	C			慎用

（七）消化系统用药

类别	药物	分类	危险孕期	对胎儿的不良影响	哺乳期
消化性溃疡用药	西咪替丁	B			可用
	雷尼替丁	B			可用
	奥美拉唑	C	1	孕早期不推荐使用	慎用
	硫糖铝	B			可用
	氢氧化铝				
止吐药	异丙嗪	C			慎用
	甲氧氯普胺(胃复安)	B			禁用/慎用
	多潘立酮(吗丁啉)	C			可用
	昂丹司琼(枢复宁)	B			停哺乳
	苯海拉明	B			可用
	西沙必利	C			可用
保肝利胆药	鹅脱氧胆酸	X		肝毒性,孕期禁用	无资料
	熊脱氧胆酸	B			可用
	腺苷蛋氨酸(思美泰)	?			可用

类别	药物	分类	危险孕期	对胎儿的不良影响	哺乳期
保肝利胆药	甘草酸二钠(甘利欣)	?			不宜使用
	多烯磷酸酰胆碱(易善复)	?			无资料
止泻药	洛哌丁胺	B			可用
	地芬诺酯	C			不宜使用
	多维乳酸菌			不明确	
	蒙脱石			不明确	
润肠通便药	乳果糖	B			可用
	酚酞	C			慎用
	番泻叶	C			可用
	液状石蜡	C			可用
	甘油	C			可用

（八）泌尿系统用药

药物	分类	危险孕期	对胎儿的不良影响	哺乳期
氢氯噻嗪	C			可用
呋塞米	C/D	3	降低子宫胎盘血流量；使胎儿尿量增多，导致水、电解质不平衡，久用可致胎儿生长受限	抑制泌乳
依他尼酸	B/D	3		
氨苯蝶啶	C/D	3		
布美他尼	C/D		人类安全资料不充分	抑制泌乳
螺内酯	C/D	1、3	抗雄激素作用，降低胎盘灌注至胎儿缺血缺氧	可用
甘露醇	C			可用
异山梨醇	B			抑制泌乳
乌洛托品	C			可用

（九）血液系统用药

类别	药物	分类	危险孕期	对胎儿的不良影响	哺乳期
抗凝血药	肝素	C	1	不通过胎盘，孕早期用药可能致畸，孕妇长期用药可致骨质疏松	可用

类别	药物	分类	危险孕期	对胎儿的不良影响	哺乳期
抗凝血药	低分子肝素	B		不通过胎盘	可用
	鱼精蛋白	C		无妊娠期用药资料	慎用
	香豆素衍化物 华法林 双香豆素	X	1	早期用药可致流产、严重畸形（*胎儿华法林综合征）	可用
			2	胎儿中枢神经系统受损，早产	
			3	胎儿失血、死胎	
	双嘧达莫(潘生丁)	B			慎用
	磺达肝葵钠	B			不推荐哺乳
	抗凝血酶Ⅲ	B			可用
补血药	叶酸				
	补铁药				
	硫酸亚铁				
	富马酸亚铁				
	琥珀酸亚铁				

续表

类别	药物	分类	危险孕期	对胎儿的不良影响	哺乳期
补血药	葡萄糖酸亚铁				
	右旋糖酐铁	C		无特殊需要不宜用	慎用
止血、抗纤溶药	6-氨基己酸	C		易通过胎盘,尽量不用	慎用
	氨甲环酸	B			可用
	氨甲苯酸	B			可用
	抑肽酶	B			慎用
	血凝酶(立止血)	?			无资料
	酚磺乙胺	?			可用
	维生素 K$_1$	C			可用
	维生素 K$_3$	C		G-6-PD 缺乏儿溶血症	可用
溶栓药	链激酶	C		新生儿黄疸	可用
	尿激酶	B		可致胎盘早剥、产后出血、产后禁用	

（十）抗组胺药

药物	分类	危险孕期	对胎儿的不良影响	哺乳期
氯苯拉敏	C	产前2周	本类药品无明显致畸作用,但产前2周用药可能使晶状体后纤维组织增生,早产儿尤易发生	无资料
苯海拉明	B			停哺乳
赛庚啶	B			不宜哺乳
特非那定	C			可用
氯雷他定	B			可用
阿司咪唑	C			无资料

（十一）内分泌系统用药

类别	药物	分类	危险孕期	对胎儿的不良影响	哺乳期
性激素类	口服避孕药	X	1、2、3	潜在致畸风险(✦VACTERL畸形),建议停药3~6个月怀孕	可哺乳
	黄体酮	B			
	己酸孕酮	D			

续表

类别	药物	分类	危险孕期	对胎儿的不良影响	哺乳期
性激素类	地屈孕酮	?			
	丙烯雌醇（多力姆）	?			
	倍美力	X			
	孕三烯酮	?		禁用	
	甲羟孕酮	X			
	己烯雌酚（乙底酚）	X		女胎青春期后阴道腺病或透明细胞癌	
	雌二醇	X		不宜使用	抑制泌乳
	炔诺酮	D		女胎男性化	
	炔雌醇	X		不宜使用	
	睾酮	X	1、2、3	女性阴蒂肥大，假两性畸形	
抗性激素类	达那唑	X	2、3	女胎男性化	停哺乳
	氯米芬	X		一旦受孕，立即停药	无资料

续表

类别	药物	分类	危险孕期	对胎儿的不良影响	哺乳期
抗性激素类	米非司酮	X		孕早期误用建议终止妊娠晚孕期引产用药涉及胎儿远期安全性,不建议使用	禁用
垂体激素及其他	促性腺激素释放激素	X		人类研究资料不足	禁用
	生长抑素(奥曲肽)	B			禁用
	人绒毛膜促性腺激素	C			慎用
	人类绝经期促性腺激素	X		孕期禁用	无资料
	重组人生长激素	C/B			禁用

续表

类别	药物	分类	危险孕期	对胎儿的不良影响	哺乳期
催、引产用药	缩宫素	X		无致畸作用，妊娠期使用必须有明确的产科指征并严密观察	可用
	地诺前列酮(普贝生)			妊娠晚期促宫颈成熟	可抑制泌乳、乳儿腹泻
	麦角新碱			产前禁用	可用
	米索前列醇	X	1、3	新生儿面瘫、四肢末端横截畸形、脑积水、关节弯曲等，孕期可致宫缩过强过频	暂停哺乳
	卡前列素			禁用于足月妊娠引产	可用
	硫酸普拉酮钠	?		用于足月妊娠引产	

类别	药物	分类	危险孕期	对胎儿的不良影响	哺乳期
降糖药	胰岛素	B			不入乳
	阿卡波糖(拜糖平)	B		口服降糖药能通过胎盘,引起胎儿低血糖,孕期不推荐使用	可用,但应加强乳儿血糖监测
	二甲双胍	B			
	甲磺丁脲(甲糖宁)	C			
	氯磺丙脲	C			
	格列苯脲(优降糖)	B/C			
肾上腺皮质激素	地塞米松倍他米松氢化可的松 • 布地奈德 甲泼尼龙	D/C	1、2、3	• 孕期前3个月内属D,长期用药可能致胎儿生长受限、死胎、胎儿免疫受抑制; • 先兆早产时短期应用地塞米松或倍他米松可促进胎肺成熟	

续表

类别	药物	分类	危险孕期	对胎儿的不良影响	哺乳期
甲状腺疾病用	丙硫氧嘧啶(PTU)	D	3	不易通过胎盘,治疗量对胎儿影响小	可用
	甲硫咪唑(他巴唑)	D		胎儿皮肤发育不全,过量可引起新生儿甲状腺肿大,甲状腺功能减退	可用
	卡比马唑(甲亢平)	D		同他巴唑	可用
	甲碘胺	A			可用
	左甲状腺素	A			可用
	甲状腺干粉	A			可用
	甲状腺球蛋白	A			可用
	普罗瑞林(合成 TRH)	C		可促胎肺成熟	可促泌乳

类别	药物	分类	危险孕期	对胎儿的不良影响	哺乳期
甲状腺疾病用	碘/碘化物	C		碘缺乏者用之可防呆小症，过量可抑制胎儿甲状腺，引起甲状腺肿大、甲状腺功能减退	不宜哺乳
	放射性碘	X		永久性甲状腺功能减退	禁用
	降钙素	C			不宜使用

（十二）抗癌药

类别	药物	分类	危险孕期	对胎儿的不良影响	哺乳期
烷化剂	白消安	D	1	动物实验致畸	停哺乳
	环磷酰胺	D	1	致畸、流产率高	停哺乳
	塞替哌	D	1	动物实验致畸	无资料
	苯丁酸氮芥	D	1	诱变性、致癌性、泌尿生殖系统畸形	停哺乳
	白血宁	X	1	多种畸形	不宜哺乳

续表

类别	药物	分类	危险孕期	对胎儿的不良影响	哺乳期
抗代谢药	氟尿嘧啶	D		可能致畸、潜在致癌	停哺乳
	巯嘌呤	D	1	胚胎毒性	停哺乳
	甲氨蝶呤	D		致畸，停药6个月后才能怀孕	禁哺乳
	阿糖胞苷	D	1	骨骼、中枢神经系统、面、腭畸形	停哺乳
抗肿瘤抗生素	博来霉素	D		潜在致畸	不宜哺乳
	放线菌素D	D	1	潜在致畸	不宜哺乳
	阿霉素	D		潜在致畸、流产	停哺乳
	柔红霉素	D		潜在致畸	停哺乳
	丝裂霉素	D		潜在致畸	停哺乳
其他抗肿瘤药	长春新碱	D	1	诱变性、致癌性、致畸性、易流产	无资料
	长春碱	D	1	诱变性、致癌性、致畸性、易流产	禁哺乳
	顺铂	D	1、2、3	诱变性、致癌性、致畸性、胚胎毒性，对乳儿耳、肾、神经毒及骨骼抑制	禁哺乳

续表

类别	药物	分类	危险孕期	对胎儿的不良影响	哺乳期
其他抗肿瘤药	卡铂	D		参照顺铂	停哺乳
	羟基脲	D	1	动物实验致畸	禁哺乳
	紫杉醇(泰素)	D		动物实验致流产	停哺乳
	三苯氧胺	D		• 动物实验致畸、致癌 • 影响生殖器官发育	禁用
	来曲唑	D		可用于促排卵助孕	停哺乳

（十三）其他

药物	分类	危险孕期	对胎儿的不良影响	哺乳期
聚维酮碘	A/X		可经皮肤、黏膜吸收，影响胎儿甲状腺功能	
维生素A	C		缺乏或过量均能致畸	
维A酸	X		胎儿多种畸形	
异维A酸	X		胎儿多种畸形	

续表

药物		分类	危险孕期	对胎儿的不良影响	哺乳期
阿维A酯				胎儿多种畸形,停药2年内需要避孕	
酒精				*胎儿酒精中毒综合征	
免疫制剂	风疹活疫苗	C	1	接种后3个月内不宜妊娠	可用
	乙肝疫苗	C		基因制备的疫苗比较安全	可用
	卡介苗	C		如无特殊需要,尽量避免使用	可用
	乙肝免疫球蛋白			未发现不良影响	可用

注:▲:胎儿苯妥英钠综合征,鞍鼻、宽眼距、阔嘴、低发际、短颈或蹼颈、指萎缩等。

◆:VACTERL畸形,V:脊柱;A:肛门;C:心脏;T:气管;E:食管;R:肾或桡骨;L:肢体。

*:胎儿华法林综合征(foetal warfarin syndrome,FWS),鼻发育不良,骨骺分离,中枢神经系统及眼球缺陷。

*:胎儿酒精中毒综合征,小头、特殊面容、小眼裂、面部发育不全、胎儿生长受限、智力发育低下

第八章

妊娠期常用实验室检查参考值

一、一般血液检查

项目	非妊娠期参考值	妊娠期参考值	妊娠期临床意义
血红蛋白	$115\sim150g/L$	$110\sim130g/L$	• <110g/L 为妊娠期贫血 　100~109g/L:轻度贫血 　70~99g/L:中度贫血 　40~69g/L:重度贫血 　<40g/L:极重度贫血 • >150g/L 为血液浓缩
	新生儿期:180~190g/L		
红细胞计数	$(3.8\sim5.1)\times10^{12}/L$ 平均 $4.2\times10^{12}/L$	$3.6\times10^{12}/L$	$<3.5\times10^{12}/L$ 为贫血 $>5.0\times10^{12}/L$ 为血液浓缩
	新生儿期:$(6\sim7)\times10^{12}/L$		
血细胞比容	$0.35\sim0.45$	$0.31\sim0.34$	

续表

项目	非妊娠期参考值	妊娠期参考值	妊娠期临床意义
白细胞计数	$(3\sim9.5) \times 10^9$/L 平均 7×10^9/L	$(6\sim20) \times 10^9$/L	
	新生儿期:$(15\sim22) \times 10^9$/L		
白细胞分类			
• 中性杆状核 /%	3~5		
• 中性分叶核 /%	40~75		
• 嗜酸性粒细胞 /%	0.4~8		
• 嗜碱性粒细胞 /%	0~1		
• 淋巴细胞 /%	20~50		
• 单核细胞 /%	3~10		
血小板计数	$(125\sim350) \times 10^9$/L		
红细胞沉降率	0~20mm/h		
血浆黏度		<1.6	≥1.6 : 可疑血液浓缩
全血黏度		<3.6	≥3.6 : 可疑血液浓缩

二、凝血和纤维蛋白溶解功能

项目	非妊娠期参考值	妊娠期参考值		妊娠期临床意义
凝血酶原时间	11.5~14.3s			延长 3s 以上为异常
凝血酶时间	13.5~18.5s			延长 3s 以上为异常
活化部分凝血活酶时间	28~40s			
凝血酶原时间比值	0.82~1.15			
国际标准化比值	1.0~2.0			
纤维蛋白原	2~4g/L			
D-二聚体	<0.5mg/L	≤ 13 周	≤ 0.64mg/L	
		14~27 周	≤ 2.3mg/L	
		≥ 28 周	≤ 3.14mg/L	
纤维蛋白降解产物	<5mg/L			
血块退缩时间	30~60min			
血块溶解时间	>24h			
血精蛋白副凝试验(3P 试验)	阴性			• DIC 高凝期阳性 • 纤溶亢进期阴性

续表

项目		非妊娠期参考值	妊娠期参考值	妊娠期临床意义
试管法凝血时间		6~12min		• >6min：FIB 1~1.5g/L • >30min：FIB<1g/L
抗心磷脂抗体	IgG	≤26%		
	IgM	≤21%		
	IgA	≤25%		

三、生化检查

项目	非妊娠期参考值	妊娠期参考值	妊娠期临床意义
总蛋白	65~85g/L		
• 白蛋白	40~55g/L		
• 球蛋白	20~40g/L		
• 白蛋白/球蛋白	(1.2：1)~(2.4：1)		
铁蛋白	12~150μg/L		<20μg/L：为铁缺乏
总胆红素	3.4~20.5μmol/L		
• 直接胆红素	0~6.84μmol/L		
• 间接胆红素	1.7~2.0μmol/L		

续表

项目	非妊娠期参考值	妊娠期参考值	妊娠期临床意义	
总胆汁酸	0~10μmol/L		10~40μmol/L	轻度 ICP
			≥40μmol/L	重度 ICP
总胆固醇	3.49~5.55mmol/L			
甘油三酯	0.25~1.71mmol/L			
肌酐	88.4~176.8mmol/L			
尿素氮	(4.61±1.07)mmol/L	2.14~3.21mmol/L	>5.36 为肾功能损害	
尿酸	155~357μmol/L	148~268μmol/L		
谷丙转氨酶	7~4U/L			
谷草转氨酶	13~35U/L			
γ-谷氨酰胺转肽酶	7~45U/L			
胆碱酯酶	4 300~10 500U/L			
碱性磷酸酶	35~100U/L			
酸性磷酸酶	0~5U/L			
肌酸激酶	40~200U/L			
乳酸脱氢酶	120~250U/L			
血淀粉酶	35~135U/L			
空腹血糖	3.9~6.1mmol/L	3.6~5.1mmol/L		
	新生儿期:2.0~5.5mmol/L			

四、血气分析和电解质

项目		非妊娠期参考值	妊娠期参考值	妊娠期临床意义
pH(37.0℃)		7.35~7.45		
PaO$_2$		80~100mmHg		
PaCO$_2$		36~44 mmHg		
实际碳酸氢盐(actual bicarbonate, AB)		22~28mmol/L		• AB>SB: 呼吸性酸中毒
标准碳酸氢盐(standard bicarbonate, SB)		22~27mmol/L		• AB<SB: 呼吸性碱中毒
阴离子间隙(anion gap, AG)		7~16mmol/L		• AB=SB<正常: 代谢性酸中毒
二氧化碳分压(动脉血)		4.65~5.98kPa (35~45mmHg)		• AB=SB>正常: 代谢性碱中毒
电解质	钠	137~147mmol/L	138mmol/L	
	钾	4.3mmol/L	4.2mmol/L	
	钙	2.11~2.52mmol/L		
	铁	7.8~32.2μmol/L		
	总铁结合力	54~77μmol/L		
	镁	0.7~1.2mmol/L		
	氯化物	103.5mmol/L	103mmol/L	

五、内分泌功能测定

项目		非妊娠期参考值	妊娠期参考值	妊娠期临床意义
葡萄糖耐量和胰岛素释放功能	空腹血糖	3.9~6.1mmol/L	3.6~5.1mmol/L	
	75g口服葡萄糖耐量试验(OGTT)			
	• 空腹	<6.1mmol/L	<5.1mmol/L	
	• 1h	<11.1mmol/L	<10.0mmol/L	
	• 2h	<7.8mmol/L	<8.5mmol/L	
	糖化血红蛋白	3.6%~6.0%		
	糖化白蛋白	11.8%~17.1%		
	胰岛素释放试验(口服75g葡萄糖)			
	• 空腹	4.2~16.2mU/L		
	• 1h	41.8~109.8mU/L		
	• 2h	26.2~89.0mU/L		
	• 3h	5.2~43.0mU/L		

项目		检测方法	非孕期参考值	孕期参考值		妊娠期临床意义
甲状腺功能检测	促甲状腺素 TSH	化学发光免疫测定（chemiluminescent immunoassay, CLIA）	Abott		孕早期	0.03~3.60mU/L	• 孕早期TSH上限切点值较非孕期下降22%，此值接近4.0mU/L。 • 甲状腺功能减退妇女备孕时控制TSH下限值2.5mU/L后才可怀孕
					孕中期	0.27~3.80mU/L	
					孕晚期	0.28~5.07mU/L	
			DPC	0.34-5.60mU/L	孕早期	0.13~3.93mU/L	
					孕中期	0.26~3.50mU/L	
					孕晚期	0.42~3.85mU/L	
			Bayer		孕早期	0.03~4.5mU/L	
					孕中期	0.05~4.50mU/L	
					孕晚期	0.47~4.54mU/L	
		电化学发光免疫测定（electrochemiluminesence immunoassay, ECLIA）	Rocho	0.27-5.60mU/L	孕早期	0.05~5.17mU/L	
					孕中期	0.39~5.22mU/L	
					孕晚期	0.60~6.84mU/L	
	TT₃	CLIA法		0.89-2.44nmol/L			
		ECLIA法		1.3-3.1nmol/L			

续表

项目		检测方法	非孕期参考值	孕期参考值		妊娠期临床意义
甲状腺功能检测	FT₃	CLIA法	2.62~5.70nmol/L			
		ECLIA法	3.1~6.8nmol/L			
	TT₄	CLIA法	62.7~150.8nmol/L	(孕中期) 79~227nmol/L		
		ECLIA法	66~181nmol/L			
	FT₄	CLIA法 Abott	9.0~19.1pmol/L	孕早期	11.49~18.84pmol/L	
				孕中期	9.74~17.15pmol/L	
				孕晚期	9.63~18.33pmol/L	
		DPC		孕早期	12.0~23.34pmol/L	
				孕中期	11.2~21.46pmol/L	
				孕晚期	9.8~18.2pmol/L	
		Bayer		孕早期	11.8~21.0pmol/L	
				孕中期	10.6~17.60pmol/L	
				孕晚期	9.20~16.70pmol/L	

续表

项目		检测方法	非孕期参考值	孕期参考值		妊娠期临床意义
甲状腺功能检测	FT₄	CLIA 法 Rocho	12~22pmol/L	孕早期	12.91~22.35pmol/L	
				孕中期	9.81~17.26pmol/L	
				孕晚期	9.12~15.71pmol/L	
	甲状腺球蛋白	CLIA 法	1.15~130.77μg			
		ECLIA 法	1.4~78μg			
	甲状腺球蛋白抗体(thyroglobulin antibody,TgAb)		<41U/ml	甲状腺功能正常,TgAb,TPO-Ab 阳性孕妇每 4 周检测 1 次 TSH 至妊娠中期		
	甲状腺过氧化物酶抗体(TPO-Ab)		<9U/ml			

六、尿液检查

	项目	非妊娠期参考值	妊娠期参考值	妊娠期临床意义
物理性状	尿量	1 500~2 000ml/24h		
	比重	1.003~1.030	<1.020	>1.020：可疑血液浓缩 固定不变：可疑肾衰竭
	酸碱度（pH）	4.5~8.0		
	有形成分			
	白细胞	0~11 个 /μl		
	红细胞	0~9 个 /μl		
	上皮细胞	0~11.9 个 /μl		
	中段尿细菌	<10^4/ml		>10^5/ml 为感染
生化检查	尿糖	0.56~5.0mmol/24h		
	尿蛋白定性	阴性		
	尿蛋白定量	20~80mg/24h		
	尿胆原定量	0~5.92μmol/24h		
	酮体	阴性		
	胆红素	阴性		
	钙	2.5~7.5mmol/24h		

续表

项目		非妊娠期参考值	妊娠期参考值	妊娠期临床意义
生化检查	钾	51~102mmol/24h		
	钠	130~260mmol/24h		
	氯化物	170~255mmol/24h		
	肌酸	0~608μmol/24h		
	尿素氮	357~503mmol/24h		
	尿素	250~600mmol/24h		
	尿酸	2.38~5.95mmol/24h		
	肌酐	5.3~15.9mmol/24h		

七、妊娠期特殊检查参考值

AFP 参考值（μg/L）

孕周	平均值	孕周	平均值	孕周	平均值
非孕期	0~30	23 周	100 ± 57	32 周	267 ± 140
		24 周	115 ± 63	33 周	234 ± 114
10 周	18 ± 11	25 周	113 ± 45	34 周	212 ± 140
12 周	36 ± 27	26 周	150 ± 50	35 周	236 ± 155
15 周	50 ± 33	27 周	128 ± 64	36 周	234 ± 139
18 周	71 ± 49	28 周	175 ± 90	37 周	192 ± 142

续表

孕周	平均值	孕周	平均值	孕周	平均值
20 周	93 ± 57	29 周	187 ± 133	38 周	167 ± 96
21 周	80 ± 56	30 周	164 ± 115	39 周	153 ± 102
22 周	90 ± 56	31 周	193 ± 100	40 周	145 ± 123

血清胎盘生乳素（HPL）参考值（mg/ml）

孕周	$\bar{X} \pm 2SD$	孕周	$\bar{X} \pm 2SD$	孕周	$\bar{X} \pm 2SD$
27 周	5.4 ± 1.18	32 周	7.53 ± 1.86	37 周	8.03 ± 1.70
28 周	6.55 ± 2.40	33 周	7.65 ± 1.45	38 周	8.00 ± 2.22
29 周	6.68 ± 2.32	34 周	8.01 ± 1.71	39 周	8.01 ± 1.46
30 周	7.20 ± 2.06	35 周	8.28 ± 1.88	40 周	7.94 ± 2.13
31 周	7.36 ± 1.15	36 周	8.05 ± 1.84		